歯科医院経営
実践マニュアル

キャッシュ最大化計画

これであなたも〝金持ち歯科医〟になれる

デンタルクリニック会計事務所
山下　剛史　著

クインテッセンス出版株式会社　2008

Tokyo, Berlin,Chicago, London, Paris, Barcelona, Istanbul, Milano, São Paulo, Moscow, Prague, Warsaw, New Delhi, Beijing and Bukarest

はじめに――もし先生が「魔法のランプ」を手に入れたら？

先生は**「魔法のランプ」**をご存知でしょうか？

アラビアンナイト、ディズニーの人気映画「アラジン」に登場する魔法のランプ。ランプをこすると中から魔人が出てきて、どんなことでも3つだけ願いをかなえてくれるという夢のような道具です。

もし先生がたった今、この魔法のランプを手に入れたら、いったいどのような願いをするでしょうか？

「20歳若返りたい！」

「モデルのような女性とこっそり付き合いたい！」

いろいろな願いがあると思いますが、9割以上の先生は、願いのひとつに**「たくさんのお金がほしい！」**というのを入れるのではないでしょうか？

では先生に質問します。この「たくさんのお金」というのは、いったいいくらの金額をいうのでしょうか？

「そりゃ、多ければ多いに越したことないよ」という先生。では、先生がレッドソックスの松坂大輔投手のように、61億円ものお金を手にしたら、いったい何に使うのでしょうか？

断言してもいい。先生は61億円ものお金を死ぬまでに使い切ることはできません。1千万円のベンツを10台買っても、10億円の豪邸を建てても、毎日、夫婦で10万円の豪華ディナーを30年間食べ続けても、まだ39億円以上余ってしまう計算になるのです。

61億円という例は大げさですが、では**先生は、人生においていったいいくらのお金を必要としているのでしょうか？**

実は、この問いに答えられる先生はほとんどいません。なぜなら、多くの先生は、自分の人生にいったいいくらのお金を使うのかを計算したことがないからです。

歯科医院経営の目標は立てていても、自分の人生の具体的な計画を立てている先生はほとんどいないのです。つまり、**人生の設計図が描けていないのです。**

現在いくらの資産があり、どのようなタイミングで、どのようなお金が必要になり、老後にいくらの資産を残しておかなければならないのか。このようなことがわからなければ、歯科医院経営において、いくらのお金を残していかなければならないかもわからないので、いつも「お金への不安」という魔物に襲われることになります。そして、毎日通帳とにらめっこをしてため息をつく……。

また先生には、絶対に夢があるはずです。

「白亜の豪邸に住んでみたい！」

「毎年海外旅行に行ってみたい！」

「フェラーリを現金一括で購入してみたい！」

いろいろな夢をもつのは大変素晴らしいことです。しかし、その**夢の実現のための具体的な計画とその計画を達成するための具体的な行動**をしていないので、その夢は残念ながら、本当に「夢」のままで終わってしまいます。

では、その「お金への不安」を解消し、「夢」を達成するためには、いったいどうすればよいのでしょうか。

簡単です。

人生の設計図をつくり出し、その設計図どおりに行動すればよいのです。

私が本書でご紹介する人生の設計図をつくる方法は、**「人生設計図」**と呼ばれるツールを使います。人生設計図とは、その名のとおり先生の人生をお金の面から計画するためのツールです。

このツールを使えば、先生の夢の実現のために必要なお金がはっきりとわかります。人生の設計図が描ければ、その設計図に従って具体的なアクションプランを考えていけばよいのです。

たとえば、夢の実現のために不足している金額があるのであれば、そのお金をどこから調達してこなければなりません。逆に、お金が余ってくることがわかれば、不要な保険を解約することもできますし、もっとやりたいことが見えてくるかもしれません。

本書では、そのような人生の設計図を作成する具体的なノウハウをご提供するとともに、より人生を豊かにするためのアクションプランについて述べていきます。


人生の設計図ができれば、いくらのお金が必要なのかがわかるようになります。

では、そのお金はどのようにすれば最大化することができるのでしょうか。

結論からいいますね。「夢を達成するためのお金」を最大化するには、**①歯科医院のキャッシュを増やし、②個人のキャッシュを最大化し、③そしてそのお金を資産運用で増やしていく**ことが必要になります。

まず、歯科医院のキャッシュを増やして、生活資金を増やす必要があります。歯科医院のキャッシュが増えなければ、個人のお金なんて増えるはずがありませんから、まずは歯科医院のお金を最大化することを考えなければなりません。

では、どうすれば歯科医院のお金を増やすことができるのか、その方法を本書で説明していきます。

次に、いくら歯科医院のお金を増やしたところで、個人のお金を増やさなければ、夢を達成することはできません。そのため、個人のお金を最大化する努力をしなければならないのです。

個人の歯科医院の場合、個人の生活資金は経費になりません。しかし、専従者給与・役員給与という手法を使うことで、個人の生活資金を経費として確保することができます。それでは、どの手法を用いて生活資金を確保するのがベストなのか、そのノウハウをイラストによってわかりやすく説明していきます。

そして最後に、個人のお金は資産運用で賢く増やさなければならないということです。

私は現在、15名と非常に少数の先生たちで「億万長者実践会」という投資のための勉強会を開催しています。といいますのは、歯科医院のマーケティングや経営ノウハウについて一生懸命勉強している先生でも、この資産運用について勉強をしている先生はほとんどいないからです。

多くの先生は「投資なんてバクチと同じだよ！」と思っています。

こういって投資をバカにしている先生は、まず資産運用の基本を勉強していません。素人同然なのに「こうすれば○○万円儲かる！」という類の本を数冊読んだ程度で投資を行い、失敗します。そして、こう口にするのです。

「やっぱり株なんてバクチと一緒じゃないか!!」

資産運用は、これからのドクターにとって非常に重要なスキルとなってきます。たとえば、銀行の普通預金にお金を預けておけば、現在は約0・3％の金利がつき、500万円をこの0・3％のお寒い金利で複利運用しても、10年で515万円（実際には、利子から20％の税金が差し引かれるので512万円）にしかならなりません。これを、たとえば7％の金融商品に賢く投資することができれば、10年でお金は2倍の約1千万円になります。

では、年利7％の資産運用というのは可能なのでしょうか。

もちろん可能です。

というよりも、これが普通なのです。

「じゃあ、お前は7％の資産運用ができているのか！」と思われるかもしれません。

その答えは……YESです。私は、毎日パソコンの前でチャートを見ているデイトレーダーでもなければ、夕方6時になれば家に帰れる公務員でもありません。先生と同じ超忙しい経営者です。毎日、株価をチェックしたり、チャートをチェックしたりする時間なんてほとんどありません。ですから、私は、ほぼほったらかしの資産運用を行っています。

では、私はどのようにしてそれを実現しているのでしょうか。

本書では、私が実際に実践し、失敗と成功を繰り返してきた結果得たノウハウの一部を、こっそり先生にお教えしようと思います。

本書は、株などのバクチのような投資の本でもなければ、自分で実践もせずに、偉そうに机上の空論ばかり述べる「なんちゃってファイナンシャルプランナー」が書いた本でもありません。

どんな本かをひと言でいえといわれれば**「キャッシュを最大化したいドクター」のための本**です。私が歯科医院専門の税理士として、クライアントさんを見てきた中で発見した、そして自分で試行錯誤しながら見つけてきた、今日からすぐに使えるノウハウばかりを凝縮した本です。

この本を読み終わったら、先生には新たなお金の世界が広がっているはずです。

さあ、それでは私と一緒に、キャッシュ最大化の旅に出かけようではありませんか。

２００８年１月15日

デンタルクリニック会計事務所

山下　剛史

●もくじ

第4章　ドクターのお金を増やすにはどうする？／115

第5章 ドクターのための資産運用入門／127

イラスト：伊藤　典

第1章

ドクターにお金を残すための バケツ型キャッシュフローとは?

1 宝くじで3億円が当たったら?

突然ですが、もしも今、先生が宝くじに当たって3億円を手に入れたら、いったい何に使うでしょうか?

「歯科医院経営にいったいなんの関係があるんだよ!」とバカにせず、1分間だけでいいので真剣に考えてください。

考えていただいたでしょうか?

それでは、そのお金の使い道を、次の四角の中に箇条書きしてください。

私は、●●●●●●にお金を使う。

たとえば、

「白亜の大豪邸を買う」
「欲しかったベンツSLを買う」
「住宅ローンを返済してしまう」

など、いろいろなことが考えられます。しかし、次の瞬間、先生はこういうでしょう。

「どうせ3億円を手に入れるなんて、無理に決まってるじゃないか！」

確かにそうです。宝くじで3億円を当てるなんて、超ラッキーなことはまず起こりえないでしょう。

実は、宝くじは胴元の取り分が非常に多い最低のギャンブルです。私は学生の頃、一度だけ宝くじを買ったことがあります。1枚300円でバラ10枚。私にとって当時の3千円は大金でした。

ところが、あえなく見事に全部「ハズレ」。当たり前といえば当たり前なのですが、非常に悔しい思いをしたのを今でも覚えています。

そこで、私は宝くじがどれほど分の悪いギャンブルであるのかを調べてみました。

たとえば、2007年の夏に発売された「ドリームジャンボ宝くじ」を見てみましょう。

〔図表1〕は、2007年ドリームジャンボ宝くじの当せん金とその本数です。

宝くじでは、100、000番から199、999番までの10万枚を1組として、さらに

〔図表1〕　2007年　ドリームジャンボ宝くじの当せん金と本数

等級	当せん金	本数	
		（1ユニット）	（37ユニット）
1等	200,000,000円	1本	37本
1等の前後賞	50,000,000円	2本	74本
1等の組違い賞	100,000円	99本	3,663本
2等	100,000,000円	2本	74本
3等	10,000,000円	3本	111本
4等	1,000,000円	20本	740本
5等	100,000円	500本	18,500本
6等	10,000円	20,000本	740,000本
7等	3,000円	100,000本	3,700,000本
8等	300円	1,000,000本	37,000,000本

01組から100組までの1千万枚を1ユニットと呼びます。

1枚は300円なので、1ユニットあたりの販売価格は、300×1千万枚＝**30億円**です。

これに対し、当せん金は、合計してみると、なんと**たったの14億990万円**。これを1千万枚で割ると、1枚あたり140・99円となります。

つまり、**宝くじとは、140・99円のものを300円で購入するという非常にバカらしいギャンブル**であるということがわかります。購入した瞬間に、胴元に50％以上を持っていかれるのです。

では、宝くじの胴元はいったいどこなのか？

勘違いしている人が多いのですが、宝くじの胴元は「みずほ銀行」ではありません。みずほ銀行は宝くじの取り扱いをしているにすぎず、胴元は全国の地方自治体、つまり「国」です。

一般的に、宝くじの販売にかかる費用（宝くじ売り場の運営費、宝くじの印刷代、みずほ銀行への手数料など）は、販売金額の15％前後だといわれています。

ということは、１枚当たりの手数料は３００円×15％＝45円、そして、当せん金として１４０・99円、差額の約１１４円が胴元である国にいくという計算です。

２００７年のドリームジャンボでは37ユニット販売されたので、合計で宝くじは３億７千万枚（37×１、０００万枚＝３７、０００万枚）販売されたことになります。

１回宝くじを発売すれば、国の懐には１１４円×３億７千万枚＝約４２２億円ものお金が一瞬で転がり込んできます。国は、国民に宝くじを販売することで**「夢を買いましょう！」**なんていっておきながら、何もせずにわれわれ国民から大量のお金を巻き上げているにすぎないのです。

ここで、私がいいたいのは「宝くじを買うのをやめましょう」ということではありません。

私がいいたいことは**「物事を数字で考えるクセをつけてほしい」**ということ、そして**「国にだまされない知識をつけてほしい」**ということです。物事を数字で考える能力は、歯科

〔図表2〕　　宝くじ発売の仕組み

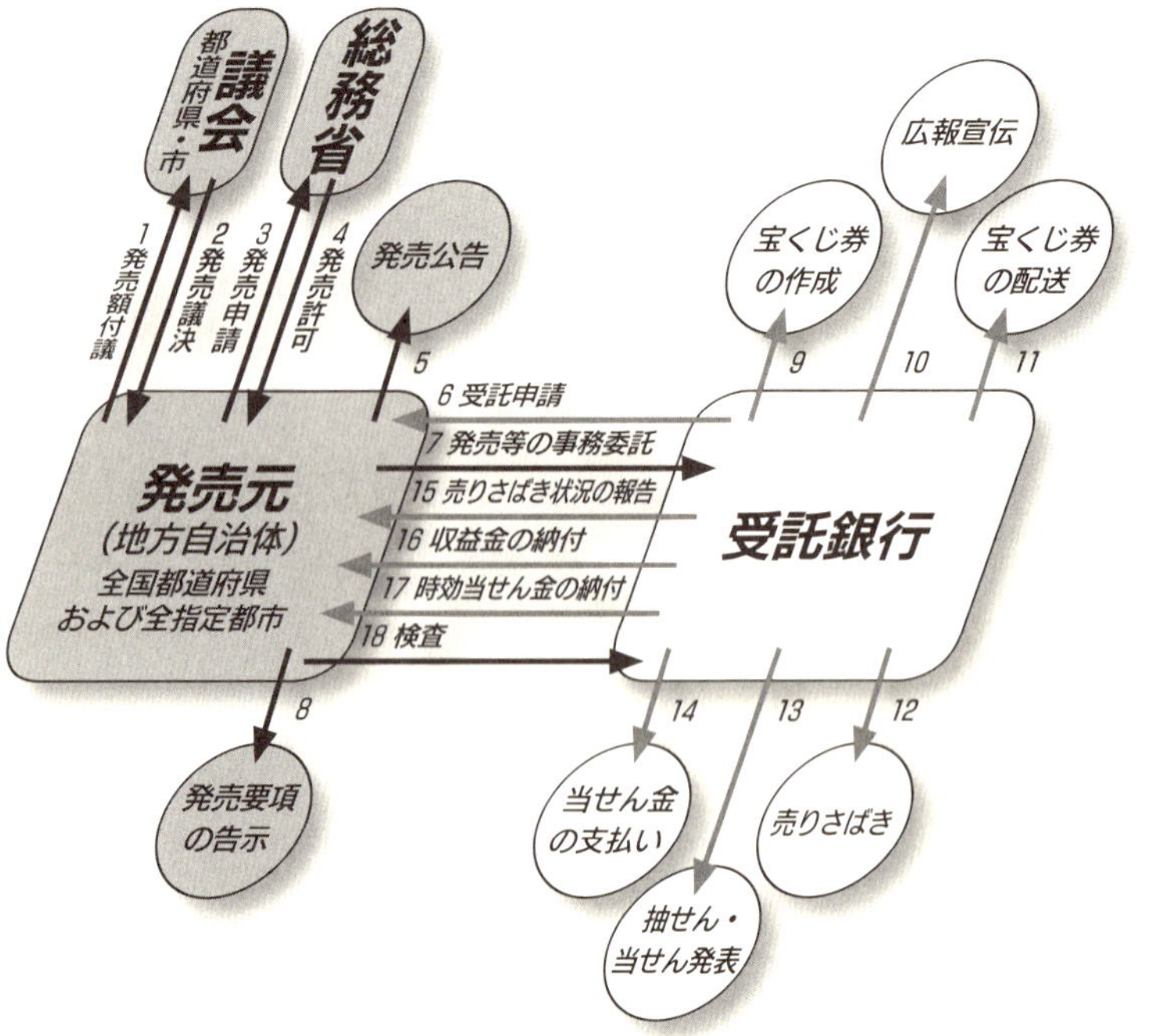

（出所：みずほ銀行ホームページより）

医院経営においても、資産運用などの分野においても非常に重要です。数字で考える能力を身につけることで、先生の人生は絶対に豊かになります。

また、この宝くじの例からもわかるように、国はわれわれ国民からあらゆる方法を使ってお金を奪っていきます。これを防ぐためにわれわれは国にだまされない知識を身につけなければならないのです。

2 夢の棚卸ってどうするの？

宝くじがとても分の悪いギャンブルであるということを知っていたにもかかわらず、私が先生に「宝くじで3億円当たれば何に使うか？」という質問をしたのには、実はもうひとつの大きな理由があります。

それは、先生に**「夢の棚卸」**をしてもらいたかったからです。

先生は、期末になれば、材料や薬品がいくつ、どれだけ残っているのかという「棚卸」をしていると思います。期末になると、いつも会計事務所さんからいわれるアレです。

「先生、今年も棚卸表の作成、よろしくお願いしますね！」

毎年「あ〜あ、面倒くせ〜な〜」と思いながら、スタッフに在庫数や金額を数えてもらいます。

ちなみに、棚卸表はなぜつくるのかご存知でしょうか？

もちろん、税金を計算する時に使うためなのですが、それぐらいにしか理解していない先生が多いので簡単に触れておきますと、棚卸をする理由は**「経費からマイナスする」金額を調べるため**です。

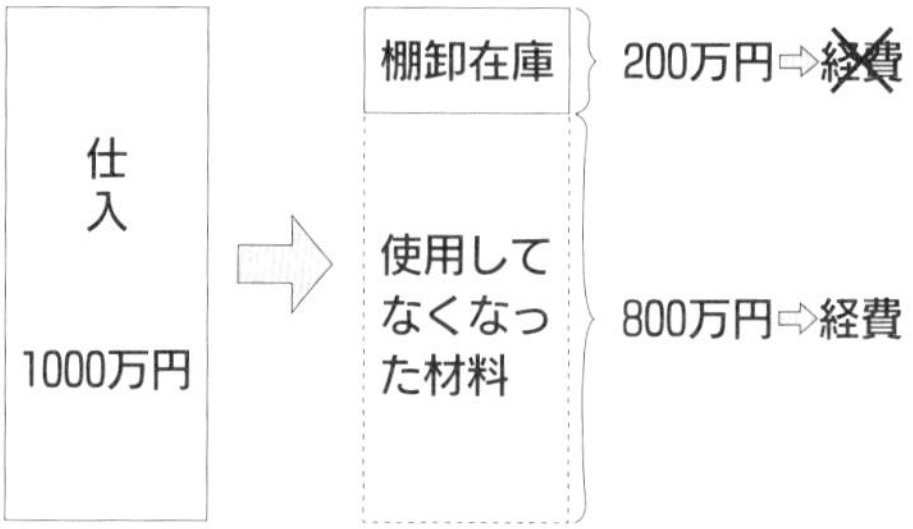

たとえば、１年間で１千万円の材料を購入したとします。しかし、期中に使ったのは８００万円だけで２００万円分は在庫として残っているとします。つまり、棚卸の金額は２００万円ということです。

この場合、経費に入れられる金額は８００万円となります。なぜなら、**会計上は「購入した時点」ではなく「使った時点」で経費になる**ことになっているからです。

会計事務所は最初、業者さんの領収書などを見て、購入した１千万円を経費にしていますが、２００万円という先生からの棚卸表を見て、今年は１０００万円－２００万円＝８００万円の経費とすることになります。つまり、在庫があればあるほど経費は減るので、税金は増えていきます。そのため、税金を考えれば、**在庫は少ないほうがよい**ということになるのです。

この、「購入した時点」ではなく「使った時点」で経費になるということは、キャッシュフローを考える上では非常に重要な考え方です。

なぜなら、購入した時点で１千万円のお金が出て行っているにもかかわらず、使ったものしか経費にならないので経費は８００万円。売上が２千万円だとすれば、お金は１千万

（2000万円－1000万円）しか残っていないのに、利益は1千200万円（2000万円－800万円）となります。

話を元に戻しますね。

このように棚卸をすれば、いったいいくらの在庫が残っているのかを知ることができます。これが通常の棚卸です。では、「夢の棚卸」とはどのようなものなのでしょうか？

「夢の棚卸」とは、ひと言でいえば**先生にどのような夢があるのかを書き出す作業**のこと。材料や薬品の棚卸の場合、税金のことを考えると在庫は少ないほうがよいのですが、**夢はたくさんあればあるほど、そして明確であればあるほどよい**のです。夢が多いほうが人生は絶対に豊かなものになります。

この夢の棚卸は、材料や薬品の棚卸以上に重要なものなのに、これをしている先生は非常に少ないのです。材料の棚卸をしなければ、会計事務所から「先生、税金が計算できません。早く計算してください！」といわれるので、しぶしぶでもやりますが、夢の棚卸は、しなかったからといって税務署がやってくるわけではなく、ペナルティもありません。しかし、「夢の棚卸」は絶対にしなければならない非常に大きな理由があります。

その理由は、**夢の棚卸をすることで、その夢は現実となる**からです。

信じてもらえないかもしれませんが、夢は強く思うことで現実になるのです。これは、ホントにホント。だから、自分の夢を確認するための棚卸の作業は非常に重要なことなのです。

この手の話は、自己啓発系の本やスピリチュアル系の本にはたくさん見られます。

「夢を紙に書きなさい」

「夢を強くイメージしなさい」

私も最初は「こんなのマユツバもんだろ！」とバカにしていました。しかし、実際に成功した人の話を直接聞くと、みんな口をそろえて「夢を紙に書くと、本当にそのとおりになるよ」などといいます。

当時、私は「は〜？　夢を紙に書くぐらいで実現するわけないだろう！　そんなことよりも大事なのは、マーケティングや経営戦略だぜ！」くらいに思っていました。

そんなある日、私は毎月参加しているマーケティングの勉強会の友人に「夢を実現するためのセミナー」に誘われました。手帳を見てみると、ちょうどその時間は空いていたので、本当に軽い気持ちで参加することにしました。そのセミナーでは、マインド・マップと呼ばれる方法を使って、自分の夢を紙に書き出し、それを手帳に入れて時々眺めていれば、その夢が実現するというものでした。

私は「本当にそんなことがあるのか？」という疑問を抱きながらも、その講師のいうとおり、夢を書いた紙を手帳に挟み、ことあるごとに眺めていたのです。

そして3年後、何と今、**そこに書いてあった夢の半分以上が達成できているのです！**

夢の中には、

「経営書を出版する」

「スタッフを3人以上増やす」

「毎年海外旅行に行く」

「スポーツジムに通って健康を維持する」

その他、いろいろな夢を書いていましたが、そのことごとくが物の見事に達成されました。これには本当に驚きで、本当に半分以上の夢が現実のものとなっていたのです。

私はこの方法を、私のクライアントである歯科医院の経営にも実践しています。医院の目標を毎年設定し、紙に書き出すのです。すると、何とびっくりすることに、本当にそのとおりになっている先生がほとんどなのです。

クライアントの先生に、その目標と実績を毎月見せると、「紙に書くと夢は実現するなんていいますけど、本当に目標のとおりになるもんなんですね！」とびっくりしています。

確かに、すべての先生が達成しているかといえばそうとは限らないのですが、半数以上の先生が間違いなく達成していいます。

おそらく、夢を書き出すことで、脳のアンテナがその夢の達成に必要な情報を収集し、その夢に向かって自分自身が変わるスイッチが入るためではないかと思っています。

このように、夢を棚卸して紙に書き出すことで、その夢の達成率はとても高くなるのです。ちなみに、夢の棚卸はできるだけ具体的なほうがよく、「大きな家に住みたい」よりも「10年後に沖縄の夕日の綺麗な海が見える場所に1億円の家を購入し、家族5人で暮らしたい」のほうが、よりよい夢の棚卸であるといえます。

これを参考に、ぜひ〔図表3〕の「夢の棚卸表」を完成させてください。

夢の棚卸表には、夢の具体的内容、夢の期限、夢を達成するために必要な金額を書き込むことです。

この棚卸表を作成するときの注意点は**「自分はどんな夢でもかなえられる！」という強い自信を持って書くことです。**

「こんな夢はどうせ無理だろうな……」と考えるのではなく、「こうなりたい」「こんなものがほしい」という自分の素直な心の声に耳を傾けること。子どもの頃にはみんな「プロ野球選手になりたい！」「歌手デビューしたい」「総理大臣になりたい」などという大きな夢を持っていますが、大きくなって大人になると「こりゃ無理だな……」と夢をあきらめてしまう人が多いのです。

そう考えた瞬間、脳のスイッチはオフになるので、一生夢は夢のままで終わってしまいます。〝夢を具体化し、それを紙に書き出し強く想うこと〟――それが成功への一番の近道なのです。

〔図表3〕　夢の棚卸表

★私は、どんな夢もかなえることができる。そしてその夢とは……

夢の棚卸表		
夢の期限	具体的な夢は？	必要なお金
	合　計	

このページを切り取って手帳にはさみ、毎日眺めよう。

3 〝夢の棚卸〟で人生の設計図が見える

さて、夢の棚卸表を作成していただいたところで、実は夢の棚卸にはもうひとつ重要な役割があります。それは、夢の棚卸をすることにより〝**人生の設計図**〟をつくることができるということです。

夢がなければ、人生をどのように過ごしたいのか、またどのようなお金がいるのかなどの計画が立てられません。計画が立てられないために「オレってほんとにこのままで大丈夫なのか？」「何だか毎日同じことの繰り返しだな……」と落ち込んでしまいます。そして、毎日お金に働かされてしまうので精神は疲労し、「オレはいったい何のために働いているんだろう？」となってしまうのです。

逆に、人生の設計図をもって歯科医院経営を行えば、お金を支配することができます。先生は、お金が夢を達成するための道具（ツール）であることを知っており、お金が社会に対する貢献の報酬であることも知っています。よい治療を行うことで患者さんに喜んでもらい、そのおひねりとしてお金をいただき、そこからお給料をスタッフに支払うことでスタッフに喜ばれ、残ったお金で家族に奉仕することで家族にも喜ばれ、さらに残ったお

〔図表4〕　お金はゴールではない！

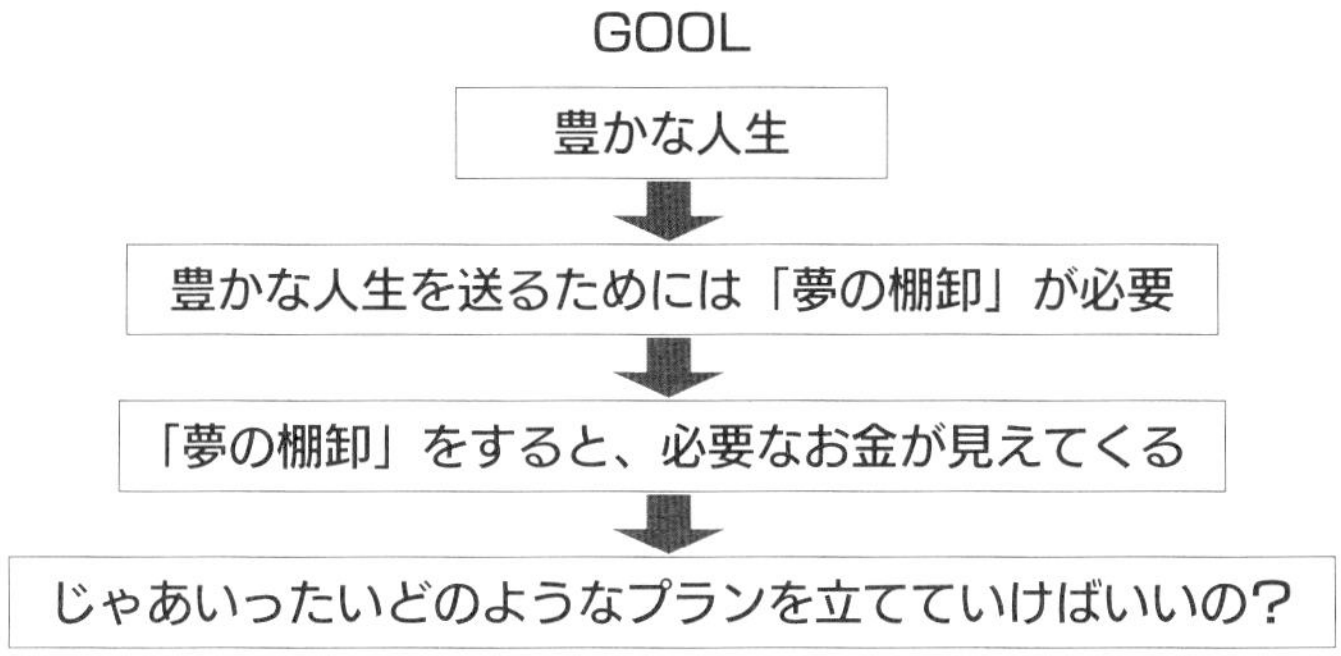

金を自分の夢に計画的に投資していくことができます。

この考え方の違いは非常に大きいのです。そのためにも、まずは夢の棚卸を行い、夢を洗い出す必要があります。

自分で経営を行っていると、お金を稼ぐことが目的のように思えてしまうことがあります。しかし、私たちはお金を儲けるために働いているのではありません。

仕事をする意味は「お金を儲けるため」ではなく、**「社会に貢献し、自分の人生をより豊かにするため」**だと私は思っています。お金を儲けることはゴールではなく、**お金は先生の人生を豊かにするツールのひとつにすぎないのです。**

夢の棚卸ができれば、それをもとに今度は人生の設計図をつくっていくことになります。

それでは、人生の設計図はどのようにしてつくるのか？　これをつくるためには、まず先生のお金の流れを知っておく必要があると思うので、そちらをわかりやすくイラストで説明していくことにしましょう。

4 お金の流れがわかるバケツ型キャッシュフローとは?

歯科医の代表的なお金の流れを、わかりやすいように簡単な絵で説明すると次のようになります〔図表5〕。

この〔図表5〕は、歯科医院と個人のお金の流れを表したものです。図の中の「水」に当たるものが「お金」と考えていただければよいでしょう。

まず**「医院からの収入」**という大きなお金の流れがあります。図のジョウロから流れ込んでいるものが、歯科医院からの収入、つまり「保険売上」と「自費売上」、そして歯ブラシなどの「雑収入」です。それを受け止めている大きなバケツを**「医院のバケツ」**と呼ぶことにします。これは、歯科医院のお金を貯めている通帳と考えてください。

もちろん、たくさんの収入があればバケツのお金は貯まっていきます。そして、このバケツからさまざまなお金が流れていくことになります。

まず一番上の①の蛇口から**歯科医院の支出**が出ていきます。これは、会計上**「経費」**と呼ばれるものです。経費には、材料代や技工代などの「変動費」と、スタッフ給与や家賃などの「固定費」があります（これらについての詳細は、拙著『金持ち歯科医になる!

〔図表5〕　バケツ型キャッシュフロー

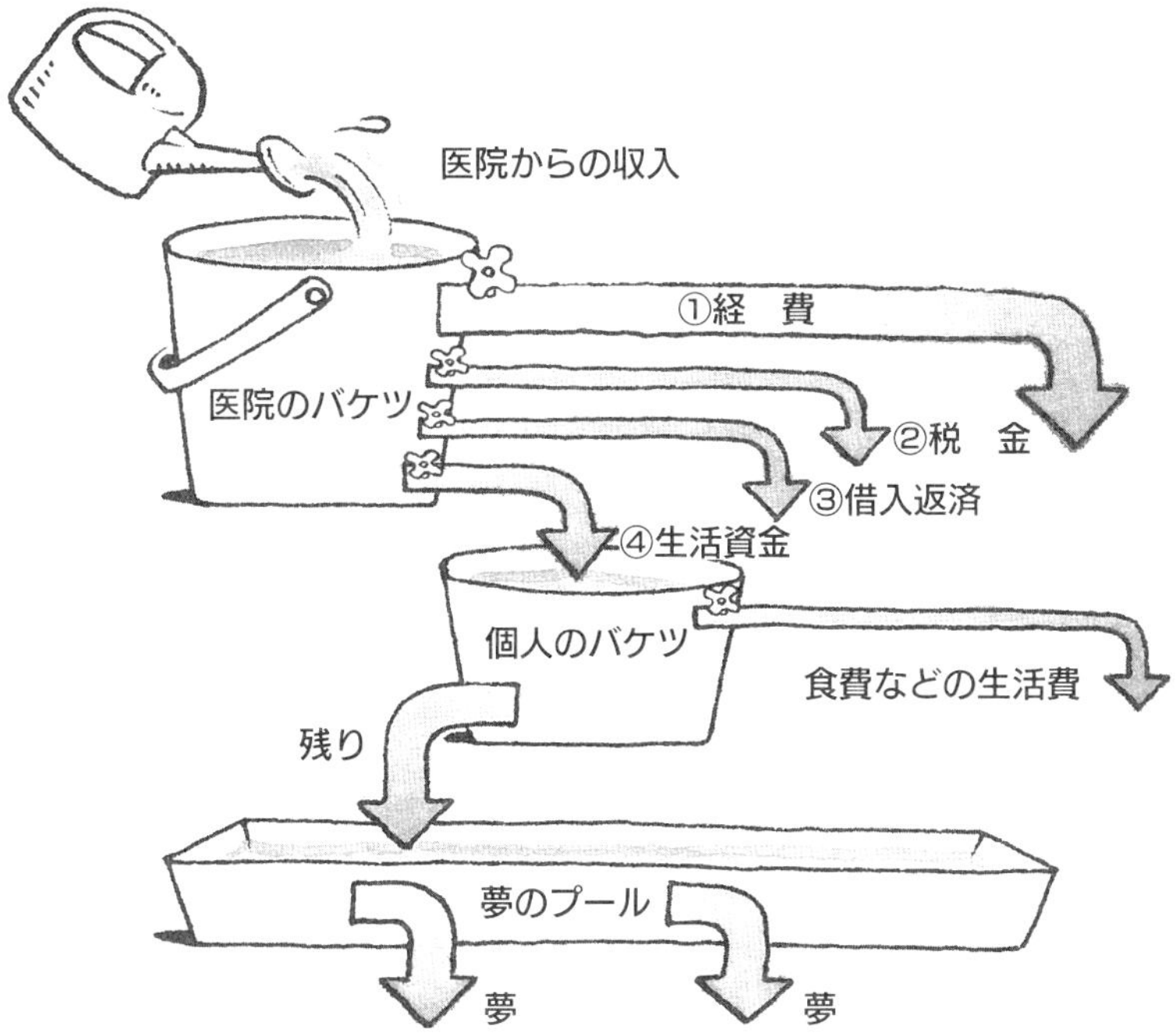

利益を出す経営の極意』を参照してください)。もちろん、ここから出ていく金額が小さければ小さいほど、バケツにお金は残ってくるということになります。そして、この収入から経費を引いた残りのお金を**「利益」**と呼びます。

税理士さんが「先生、今年は利益がたくさん出ましたね！」というと、「収入－①」のお金がたくさん残ったということを意味しています。

そして、その利益が入っているバケツから、今度は2番目の蛇口で**「税金」**が流れ出します。この税金の蛇口か

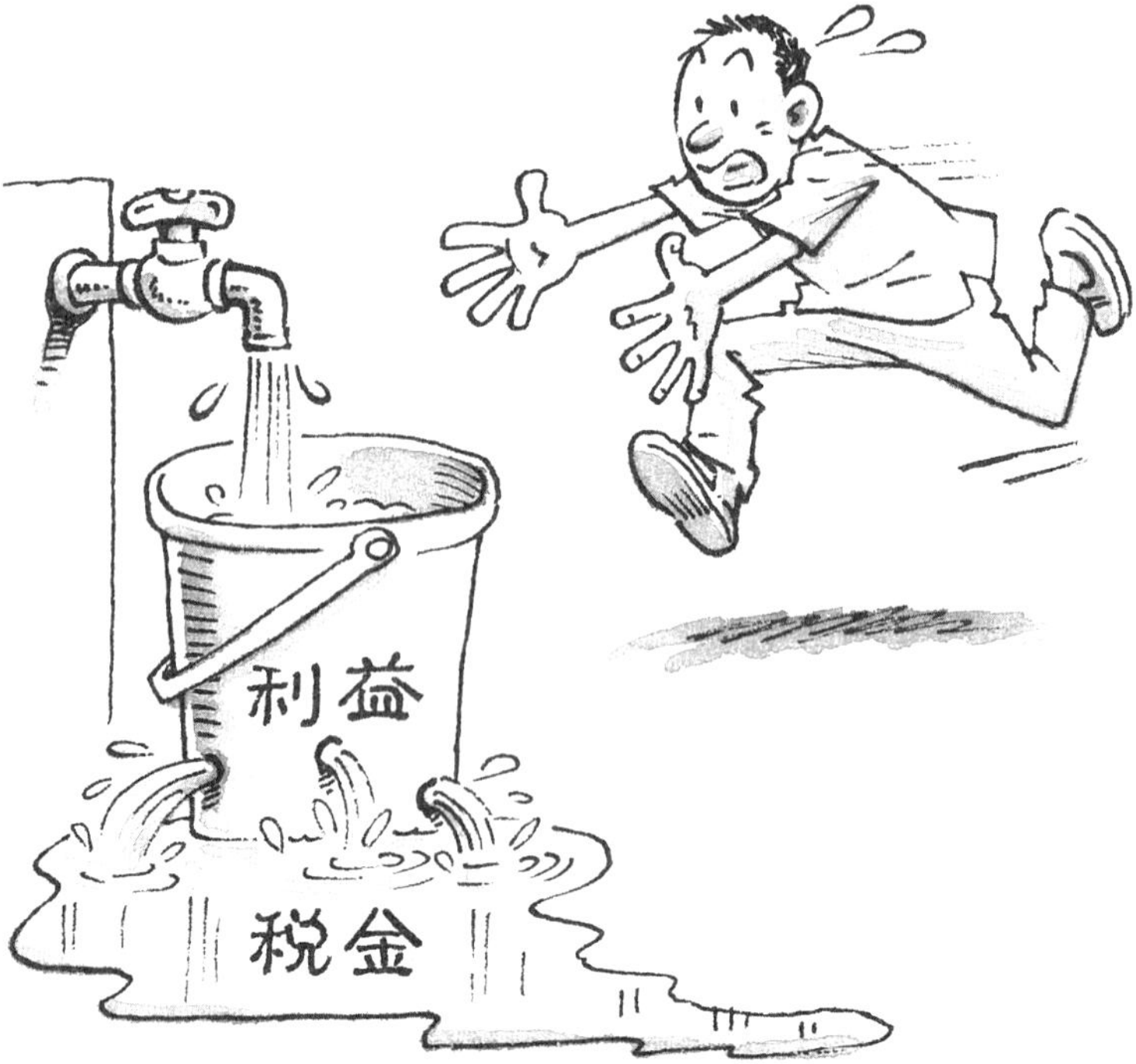

らは、利益の金額が大きければ大きいほど、たくさんのお金が流れ出す仕組みになっています。

税金の蛇口は自動弁になっており、自分でコントロールすることはできません。利益が大きければ、それに応じて一定の税金が流れ出す仕組みになっているのです。

そして、3番の蛇口から**「借入金の返済」**のお金が流れ出します。この**借入金の返済のお金は、経費の蛇口からは出ていかない**というのがポイントです。

つまり、借入金の返済は税金に直接関係してきません。借入金をたくさん返済しても、税金の金額は少なくならないことが、この図からおわかりいただけるでしょう。

最後に4番の蛇口から**「個人への生活資金」**が流れ出します。**この個人への生活資金**も、先ほどの借入金の返済と同様、**経費の蛇口からは出ていかない**ため、税金の金額には何ら関係してきません。

(注)　実際には、減価償却費や資産の購入、新たな借入れなどにより、個人への生活費として使える金額と実際に残るお金はイコールにはなりませんが、ここではお金の流れを見るだけなのでその部分は省略します。歯科医院の詳しいキャッシュフローについては、拙著『金持ち歯科医になる！　利益を出す経営の極意』を参照してください。

そして、この4番目の蛇口から流れ出た「個人の生活資金」を受け止めるバケツがあります。これを**「個人のバケツ」**と呼ぶことにします。

個人のバケツは、個人の生活資金を入れておく通帳と考えればわかりやすいでしょう。この個人のバケツの蛇口からは、医院には直接関係のない個人の生活費や住宅ローン、生命保険などの個人的なお金が流れ出します。

そして、個人のバケツに残ったお金は**「夢のお金」**として、一番下の**「夢のプール」**に貯まっていく仕組みになっています。この夢のプールは、定期預金などの一定期間使うことのない個人の貯蓄と考えるとわかりやすいでしょう。

5 幸せの大きさは「夢のプール」の蛇口で決まる

このように、医院の収入は「医院のバケツ」に入り、そこから「個人のバケツ」に流れ出た後、最終的には「夢のプール」に流れ込みます。これが基本的な歯科医院の大きなお金の流れです。

そして、最後にお金が流れ着いた「夢のプール」には、所どころに大きな蛇口がついています。実は、この夢のプールの蛇口が、先生の**「夢」**に当たります。

先生の夢のプールに蛇口＝夢が何もなければ、プールの水はどんどん貯まっていくだけです。

逆に、プールの蛇口＝夢が大きすぎてしまうと、そこから吐き出すだけの水がなくなってしまい、プールは干からびてしまうことになります。簡単にいえば、大きな夢を追いかけても、そこにお金がなければ、その夢を達成することはできないということです。

夢がまったくないというのは、非常に寂しいことです。私は、人生は一度きりなので、悔いのない人生を送りたいと考えています。先生も同じように考えているはずです。ですから、先生がやりたいと思うことは、基本的にはすべてやるべきなのです。

〔図表5－②〕　バケツ型キャッシュフロー

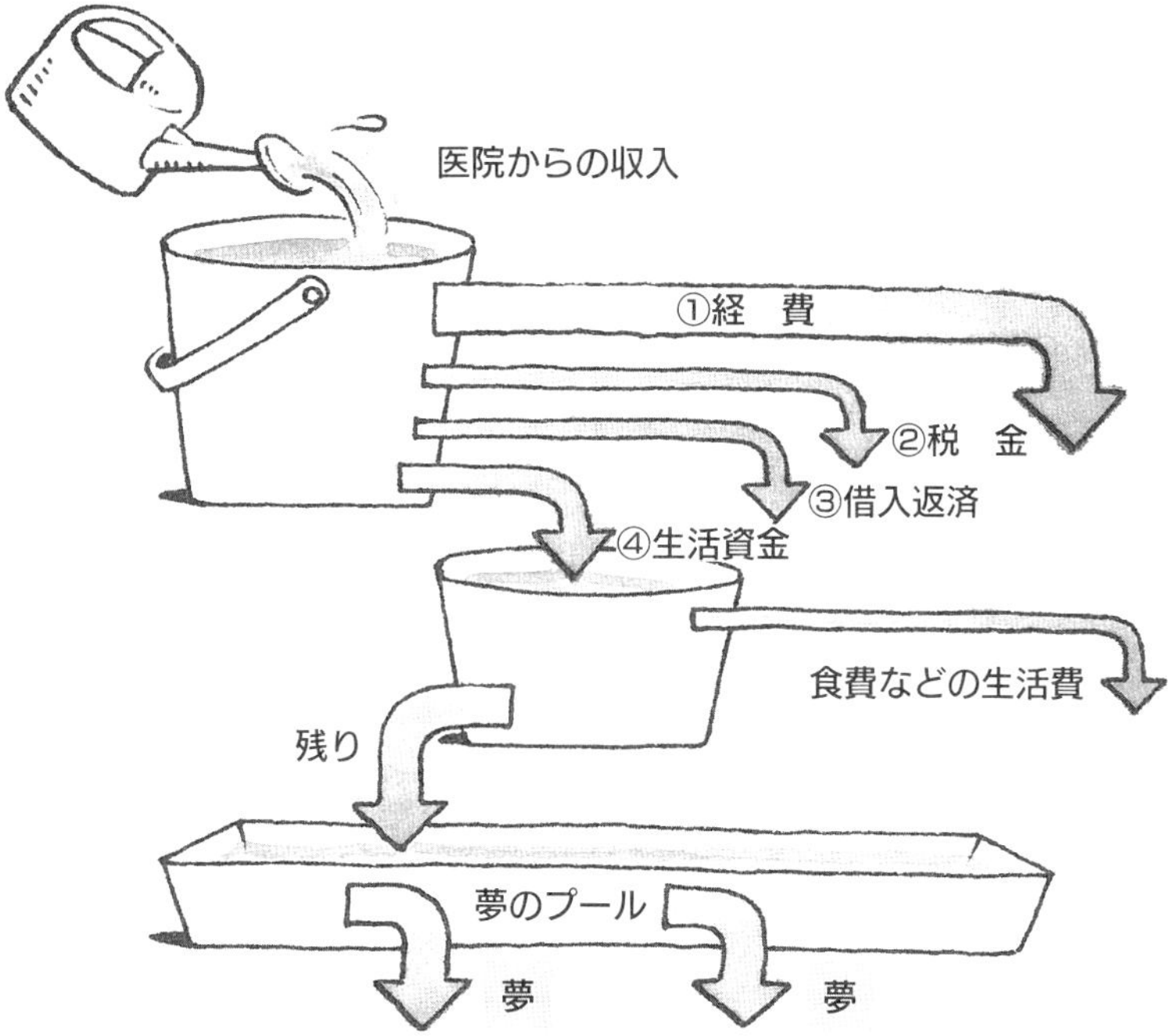

ところが、実際に夢を考えるとどうしても「こんな夢は難しいんじゃないの？」と自己限定をしてしまうのです。夢を考える場合には、まずこの自己限定を外す作業、**夢の鎖を外す作業**が必要になります。夢の鎖を外すためには、最初に私が先生にした質問「先生は宝くじで3億円当たったら何に使いますか？」という質問が非常に有効なのです。

そうすると、無理やりでも夢を探します。夢をたくさんもちます。それこそが夢の棚卸作業です。

夢の棚卸ができれば、それぞれの夢をこの人生のプールの蛇口に当てはめていきます。すると、いったいどのような時期に、どれくらいのお金が必要になるのかが見えてくるようになるのです。

もし蛇口がまったくなければ、お金はどんどん貯まっていきますが、死ぬ間際になって「もっとお金を使っておけばよかった……」と後悔することは間違いないでしょう。

ちなみに、日本人は平均すると3千万円の貯蓄を残して死んでいきます。しかも、日本人の場合、この貯蓄額は年齢が上がるにつれて増えていきます。

「いざ」という時のためにお金を貯めておき、結局その「いざ」という時がくることなく寿命を迎えてしまうのです。

私にいわせてもらえば、まずこの「いざ」というものが、いったい何を指すのかがよくわかりません。病気なのか、それとも介護なのか。それすら明確にしないまま、大量のお金を残して死んでいくのです。この「いざ」というものが何を指すのか、また「いざ」というときには、どれくらいのお金が必要なのかを事前に理解しておけば、このようなことにはならないはずです。

少し古い話になりますが、長生きで人気者だった双子の「金さん銀さん」に、あるリポーターが「テレビ出演のギャラは何に使うんですか？」と尋ねました。すると、彼女たちは何と**「老後のために貯金する」**と答えたのです。私は一瞬**「おもしろいジョークじゃない**

〔図表6〕　**年齢階級別家計資産額（単身世帯・全世帯）**

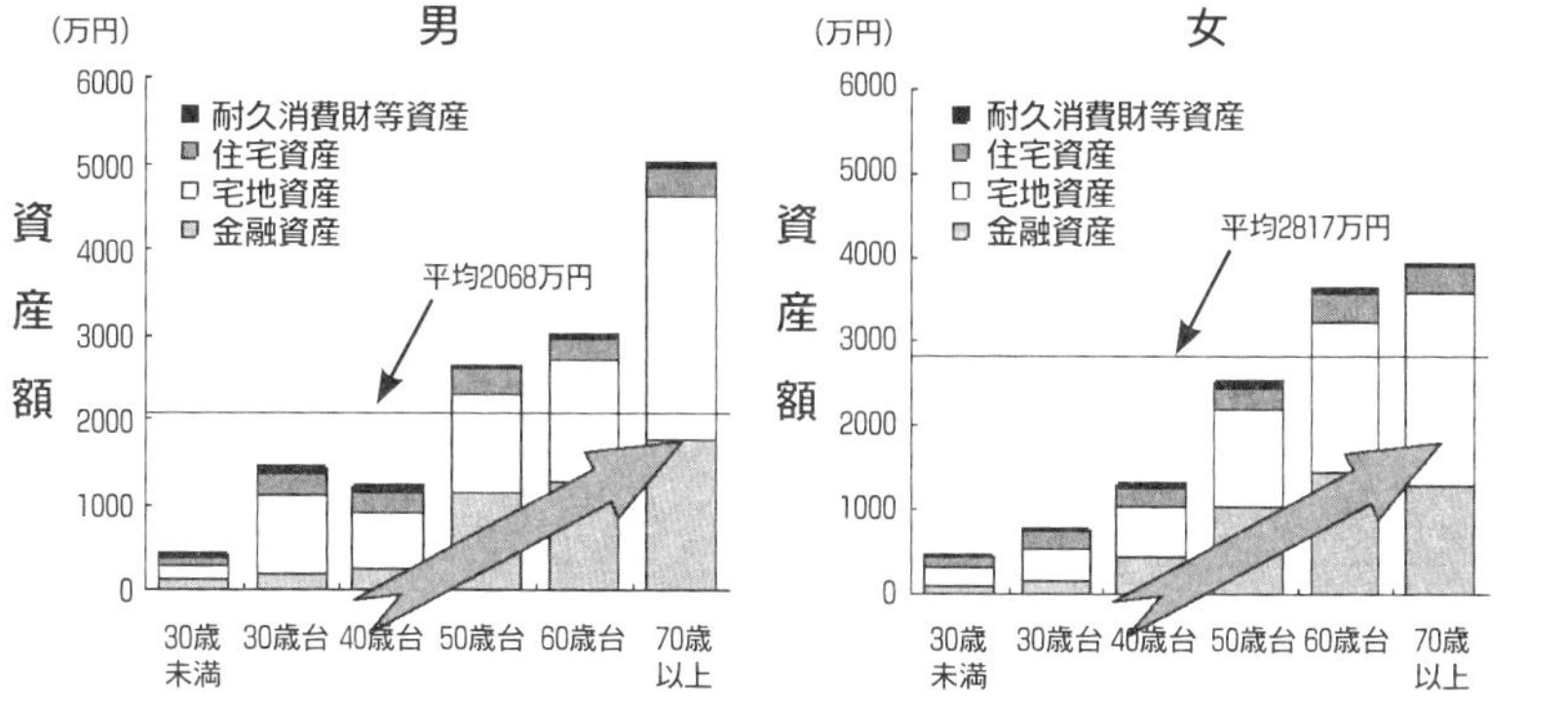

（出所：平成16年全国消費実態調査）

か！」と思ったのですが、もしかするとこれはジョークではなかったのではないでしょうか……。

上のグラフは、日本の年齢別の資産額の推移です。年齢が高くなるにつれて、金融資産の金額が増えているのがわかるでしょう。通常、老後は年金暮らしになるため収入が減るので、貯蓄を取り崩して過ごしていくことになるはずです。ところが、日本人の場合、年金すら貯蓄に回してしまうのですから、開いた口がふさがりません。

経営コンサルタントの大前研一氏は「日本人は世界一お金を使うのが下手な人種」だといっていましたが、まったくそのとおりです。「夢の棚卸」をしていないから、お金をいつの時点で、どれくらい貯めておけばよいか不安になり、このようなグラフになってしまうのでしょう。

ちなみに、私は最近イタリアを訪れましたが、イタリアでは老後の生活などを国がすべて面倒を見てくれます。そのため、稼いだお金は基本的にすべて使ってしまいます。そして、最後にはベッドの上で**「いい人生だったぜ！　グラッツェ!!」**といって死んでいくわけです。

日本の場合は、国が老後の生活を保障してくれません。いつまでも、いつやってくるのかわからない「いざ」という時のために、お金を残しておかなければ不安でしようがないのです。そのためか、実際には年金すら貯蓄に回すという、お粗末なことが起きてしまいます。

これまで、お金についての勉強や、年金、老後のライフプランなどについて、日本国は一切教育をしてきませんでした。学校でも教えないし、親から教えてもらうこともありません。さらに、年金については非常に複雑な仕組みになっており、素人が簡単に理解できるようなものではありません。

こんなに大事なことなのに、なぜ国や学校はそれを教えていないのでしょうか？

こんな国は世界中探しても日本だけです。そのくせ、国は国民から「税金」や「社会保険」などの武器を使って搾取することしか考えていないのですから、自分たちで勉強するしかないわけです。

「いざ」というものが何を指すのか、そして、その時にはいったいいくらのお金が必要になるのか、そのようなことがわかれば、私たちはもっと有意義なお金の使い方ができるはずです。

たとえば、生涯で１００億円稼いだとしても、１億円しか使わなければ、結局、先生は1億円だけ稼いだのと同じになるのと同様です。こうしたことにならないためにも、人生の設計図を作成することは非常に大切です。

もし子どもがいる場合、最後には相続して子どもにあげるというお金の使い方もあるでしょう。ただし、注意しておきたいのは、ここでも国は「相続税」という大義名分を通して、個人のお金を税金で搾取しています。たくさんのお金を子孫に残せば残すほど、国は潤うシステムになっているのです。

相続は「争続」ともいわれるように、相続人の間でのお金をめぐるトラブルが絶えません。せっかく好意で残してあげても、それがトラブルの種になってしまうとしたら本末転倒です。

そうならないためにも、もしお金を誰かに残しておく予定があるのであれば、「相続」も一つの夢として蛇口に加えておけばよいでしょう。そして、相続にはいくらのお金を残すのかも考えて、その残りのお金を有意義に使い、ハッピーな人生を送ろうではありませんか。

6 セミリタイアの裏にある欲求、それが本音！

セミリタイア。

お金を稼いだ後、若くして仕事を辞める「セミリタイア」という言葉が流行っています。

私も一時は、この言葉にとても憧れました。

「働かなくても食っていけるだけのお金があればな～」なんて考えたこともあります。

しかし、私はふと次のようなことを考えてしまいました。

「セミリタイアしたら、いったい何がしたいんだろう？」

毎日が休みなら、いったい自分は何をするか考えてみました。

「ハワイに行って別荘を買って毎日ゆっくりする」「世界中を旅行してみる」――いろいろ考えてみましたが、これから先、50年間そのような生活を送れば、私はきっと気が狂いそうになると思います。

先生も、働かなくても毎日お金が入ってくるのであれば、仕事を辞めるでしょうか？

「そりゃ、仕事をしなくてもいいなら今すぐ辞めるぜ！」という先生もいると思いますが、実際には辞めないと思います。なぜなら、先生は歯科医師の仕事が好きで好きでたま

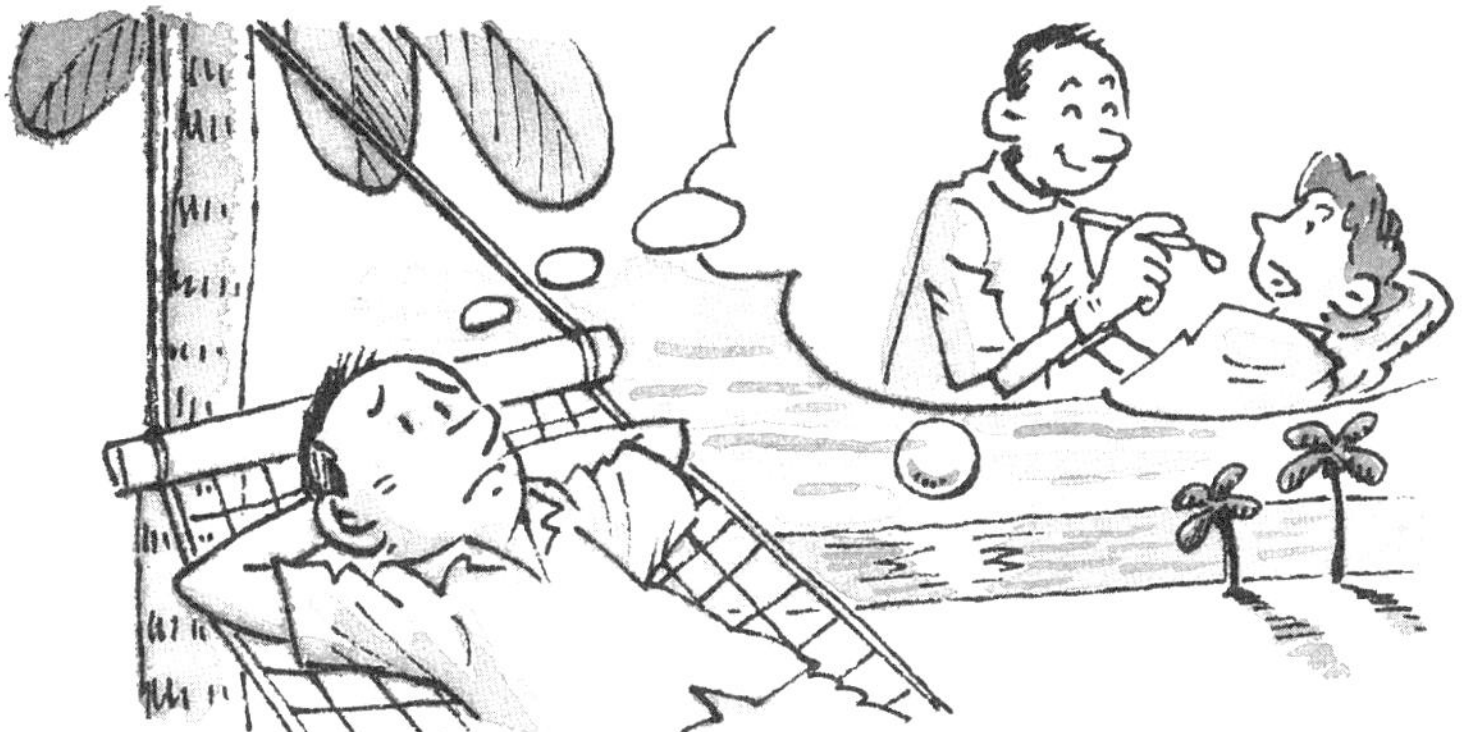

らないからです。

たとえば、働かなくても毎日お金が入ってくるのなら、南の島でゆっくりバカンスなどというのもいいでしょう。奥さんと一緒に美味しい食事をし、海を見ながら「夕日に乾杯！」なんていう夢もあるかもしれません。しかし、断言してもいいですが、1ヵ月も経つと、絶対にそのような生活には飽きてきます。そして「ちきしょう、仕事して〜な〜！」となるのです。

仕事には、お金を稼ぐという目的のほかに、社会に貢献するという大きな役割があります。ですから、仕事をすることで人間は喜びを感じることができるのです。人に認められたい、喜んでもらいたいという高次の欲求が、人間には備わっているので、仕事をすることで幸せを感じることができるのです。

最近「デイトレードで1億円稼ぐ男」など、不労所得で稼ぐ人が注目されていますが、私が思うに、きっと彼らの心は満たされていないでしょう。お金を稼いで税金を支払うことで、社会に貢献はしているのですが、その実感はないはずです。

毎日パソコンの前にへばりつき、体に悪い電磁波を大量に浴びながら、目を皿のようにしてチャートを見る。眠っている間も購入した株が上がったか下がったか気になって、夜中に飛び起きることもしばしば。果たしてこのような生活が幸せといえるのでしょうか。

こうした生活は、まさにお金に働かされている典型的な例です。先生は絶対にお金に働かされてはいけません。お金は、あくまでも人生を豊かにするためのツールのひとつにすぎないのです。

仕事をがんばって収入を増やし、利益を増やす、そして儲けたお金を事業に再投資し、さらに医院の売上を伸ばしていく——その結果、個人のお金は最終的には夢のプールに貯められていき、夢をかなえるために使われることになります。**セミリタイアなんかよりもよっぽどワクワクするのではないでしょうか。**

そう、先生は歯科医師の仕事をすることで、豊かな人生を送ることができるのです。しかし、お金がなければ、やりたいことができなくなるので人生はつまらなくなります。そのため、お金を稼ぐことはやはり必要なんです。

では、どうやったらお金が貯まっていくのか？　それを知るためには、お金の流れを知っておかなければなりません。そこで次に、歯科医に見られる代表的なお金の流れを、そのパターン別に見てみましょう。

7 図解：パターン別のバケツ型キャッシュフローの実際

歯科医のお金の流れには、大きく次の4つのパターンがあります。
①個人の歯科医院で、医院からの生活資金から生活費を出している
②個人の歯科医院で、配偶者に支払う専従者給与から生活費を出している
③個人の歯科医院で、生活資金と専従者給与から生活費を出している
④医療法人の歯科医院で、個人に支払う役員給与から生活費を出している

これは一般的な歯科医院のお金の流れです。医院のバケツに貯まったお金から先生個人に生活資金を出し、個人のバケツから生活費が流れ出た残りのお金が夢のプールに貯まっていきます。

このようなお金の流れにするためには、必ず3つの通帳を用意しなければなりません。医院のバケツに当たる事業用通帳、個人のバケツに当たる個人用通帳、そして夢のプールに当たる貯蓄用通帳――この3つです。

個人の歯科医院の場合、医院の通帳から自宅の光熱費や水道代が出ていたり、個人的な

〔図表７〕　パターン①　個人の歯科医院（専従者給与なし）

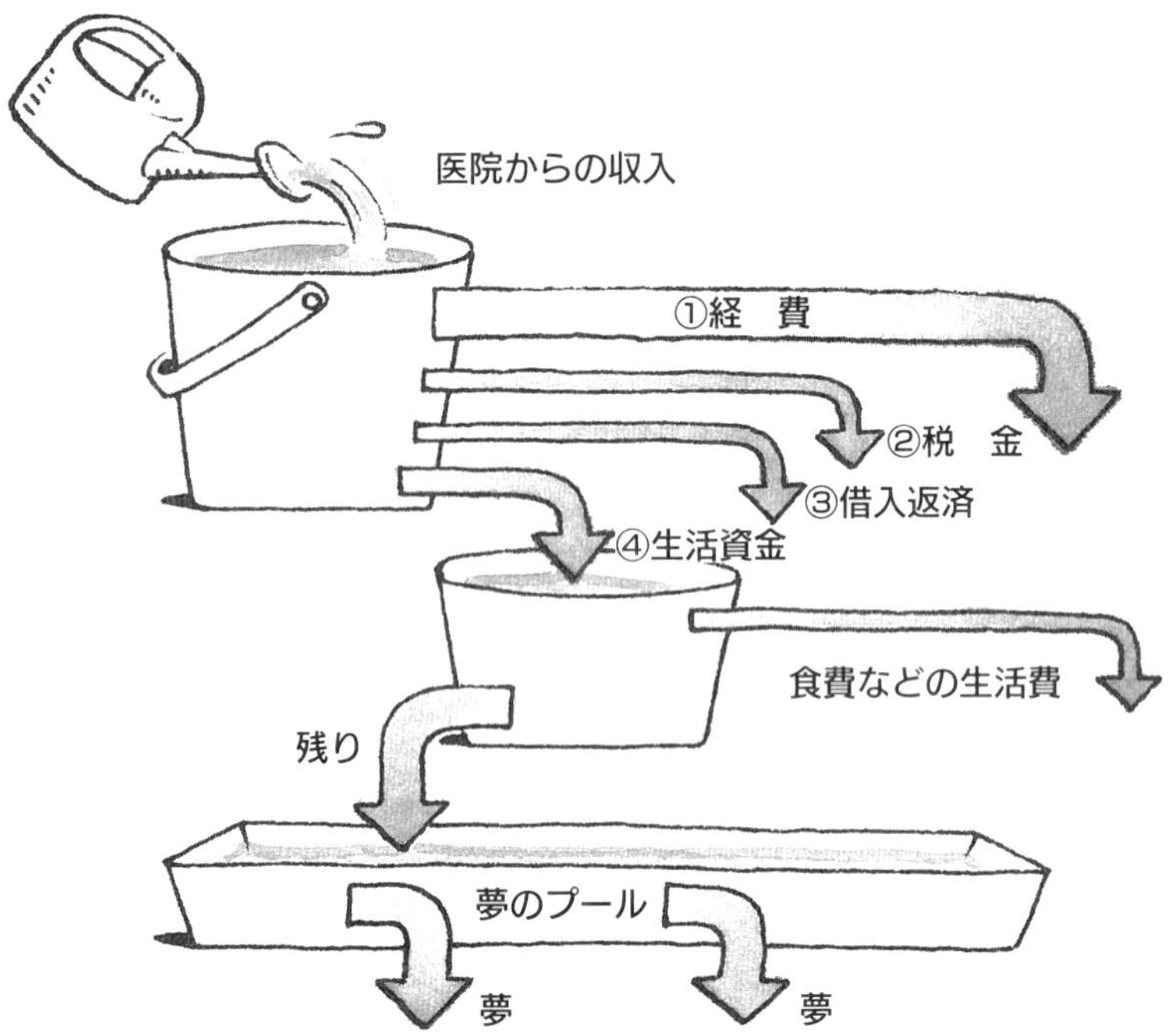

生活費が出ていたりすることがありますが、このようなことをすると、お金の流れがわからなくなります。必ず通帳は３つに分け、それぞれの通帳からどのようなお金が出るのかを考えて管理していきましょう。

個人の歯科医院の場合、先生自身に対して給料を出すことはできませんから、個人の生活資金は、税金や借入返済が終わった後の残りのお金から出すことになります〔図表７〕。

ところがです。税務署へ届出などを行うことにより、配

〔図表８〕　パターン②　個人の歯科医院（専従者給与あり）

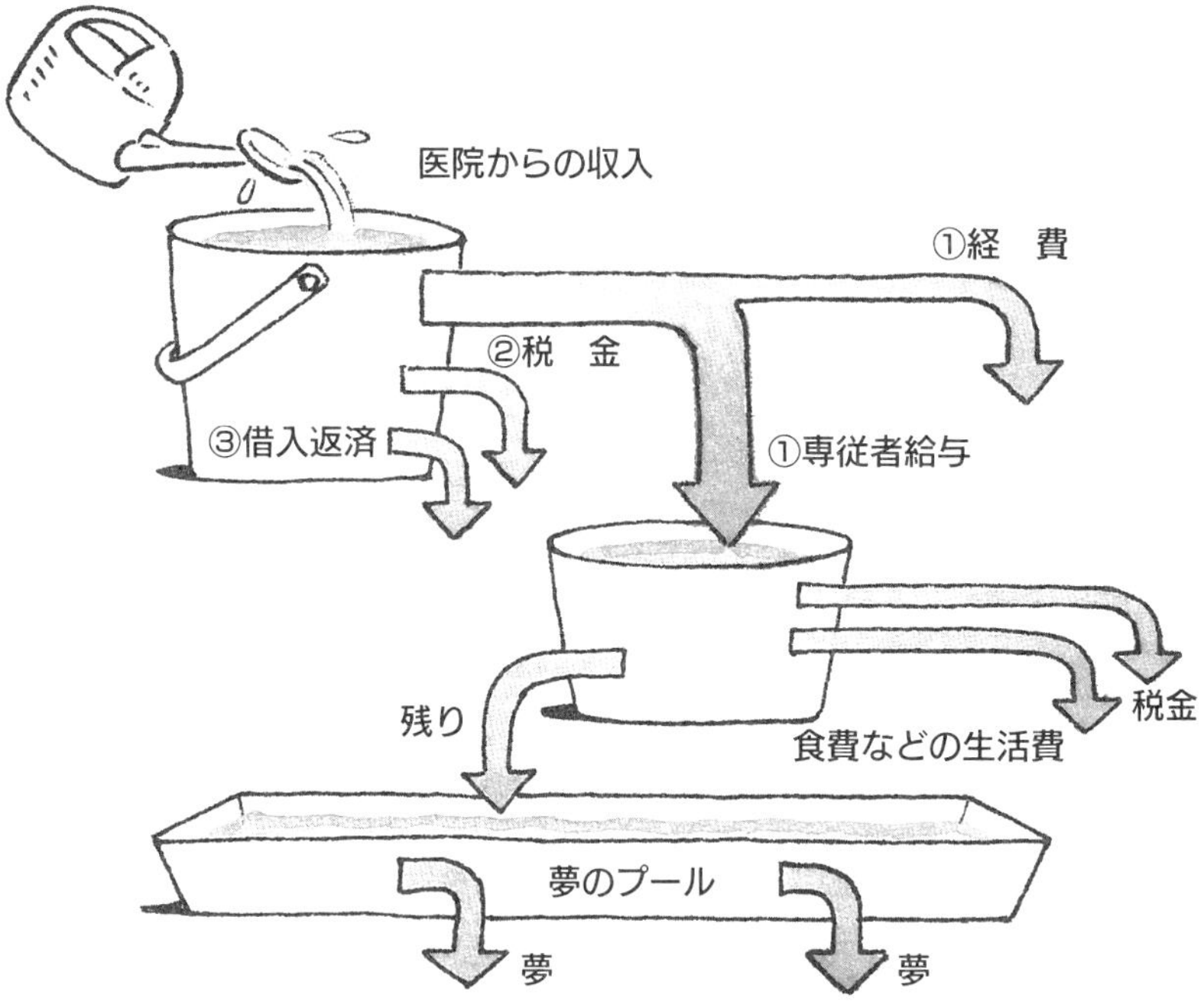

偶者に対しては給料を出すことができます。これを**「専従者給与」**と呼びます。

もちろん、医院の仕事をしていなければ専従者給与を出すことはできませんが、会計帳簿の作成や事務作業などもその仕事になるので、そうした業務を配偶者にしてもらって、専従者給与を出している医院も少なくないでしょう。

この専従者給与は、税務署に届け出た金額の枠内でしか出すことができません。また、資格の有無やどのような業務を行っているのかで、給料の額は変わってきます。

この**専従者給与は、スタッフへの給料同様、医院の経費になる**ので、専従者給与を出せば医院の税金が減ることになります。〔図表8〕でいうと、一番上の①の蛇口から専従者給与が出るわけです。

そして、この専従者給与を生活資金にすれば、医院の税金は減るし、生活資金も確保できることになります。

「じゃあ、絶対に専従者給与を出して、それを生活資金にしたほうが得じゃないか！」と考えてしまいがちですが、この専従者給与には大きな落とし穴があります。

それは、**専従者給与を出せば、給料をもらった配偶者のバケツから税金が流れ出す**ということです。

パターン①の場合であれば、個人のバケツから税金は流れ出しません。ところが、専従者給与という形で、個人のバケツにお金を回せば、配偶者の個人用バケツから税金が流れ出します。つまり、税金が出て行く蛇口が、医院のものと配偶者のものの2本になるわけです。

なぜ専従者給与として経費にした場合、個人用のバケツから税金が流れ出すかといいますと、基本的に、**経費にしたものは、受け手側では収入となる**からです。

この関係はどういうことか、簡単に説明しておきましょう〔図表9〕。

たとえば、医院で材料を購入したとします。これは、医院側では材料代として経費にな

〔図表9〕　経費と収入の関係

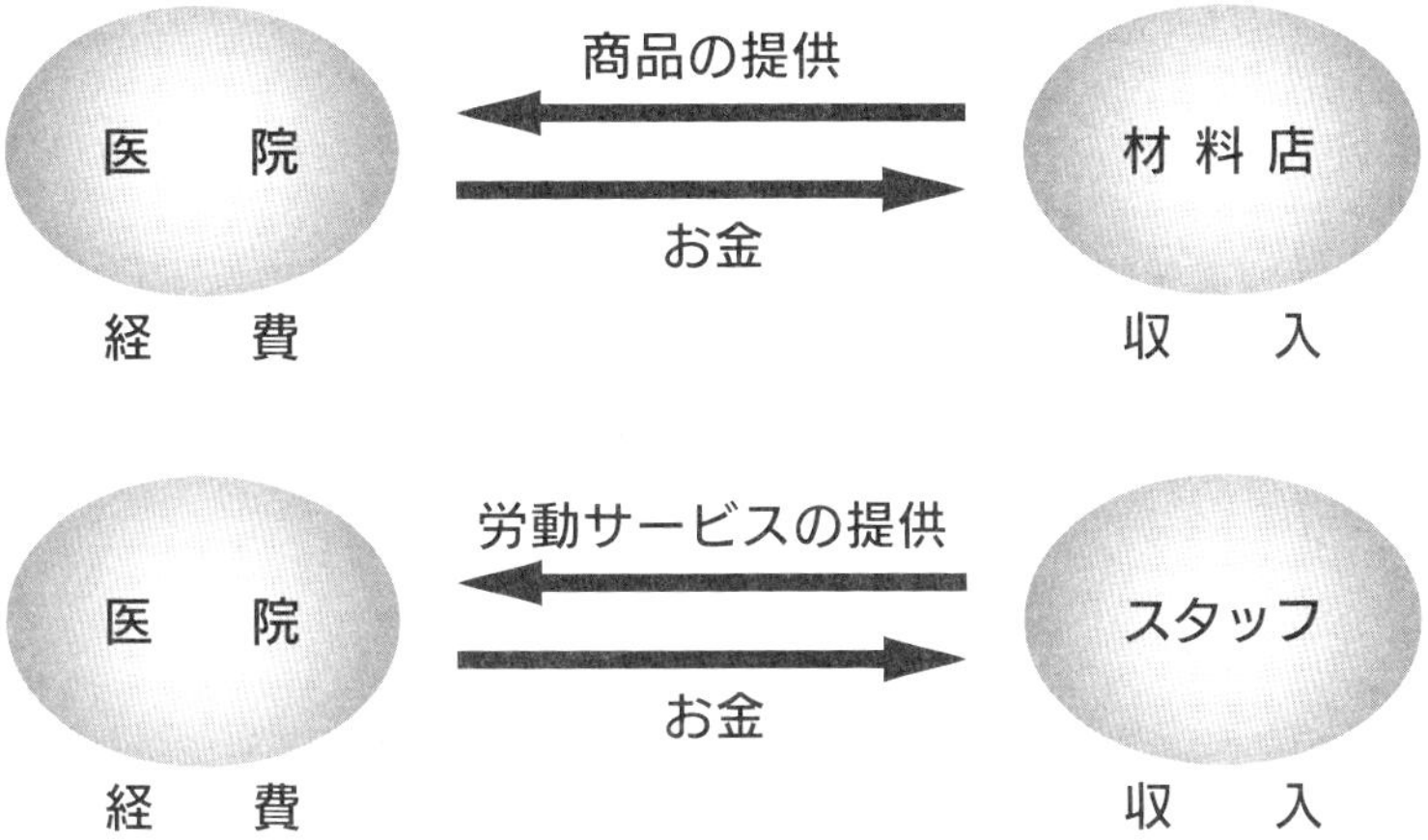

ります。一方、売り手の材料店は、この医院から受け取ったお金は収入となります。これと同じように、医院が個人にお給料を支払った場合、このお給料は、医院では給与として経費になる一方、受け取った個人では、このお給料は収入となり、税金の対象となるのです。

それでは、結論として専従者給与は出したほうがよいのでしょうか？

結論をいいますと、**専従者給与は出したほうが節税になる場合もあるし、逆に専従者給与を出すことによって、トータルの税金が増えることもあります。**

個人の税金は所得税と呼ばれ、所得税の税率は、所得が多くなればなるほど高くなる仕組みになっています。そのため、1人でたくさん稼ぐよりも、2人に所得を分散

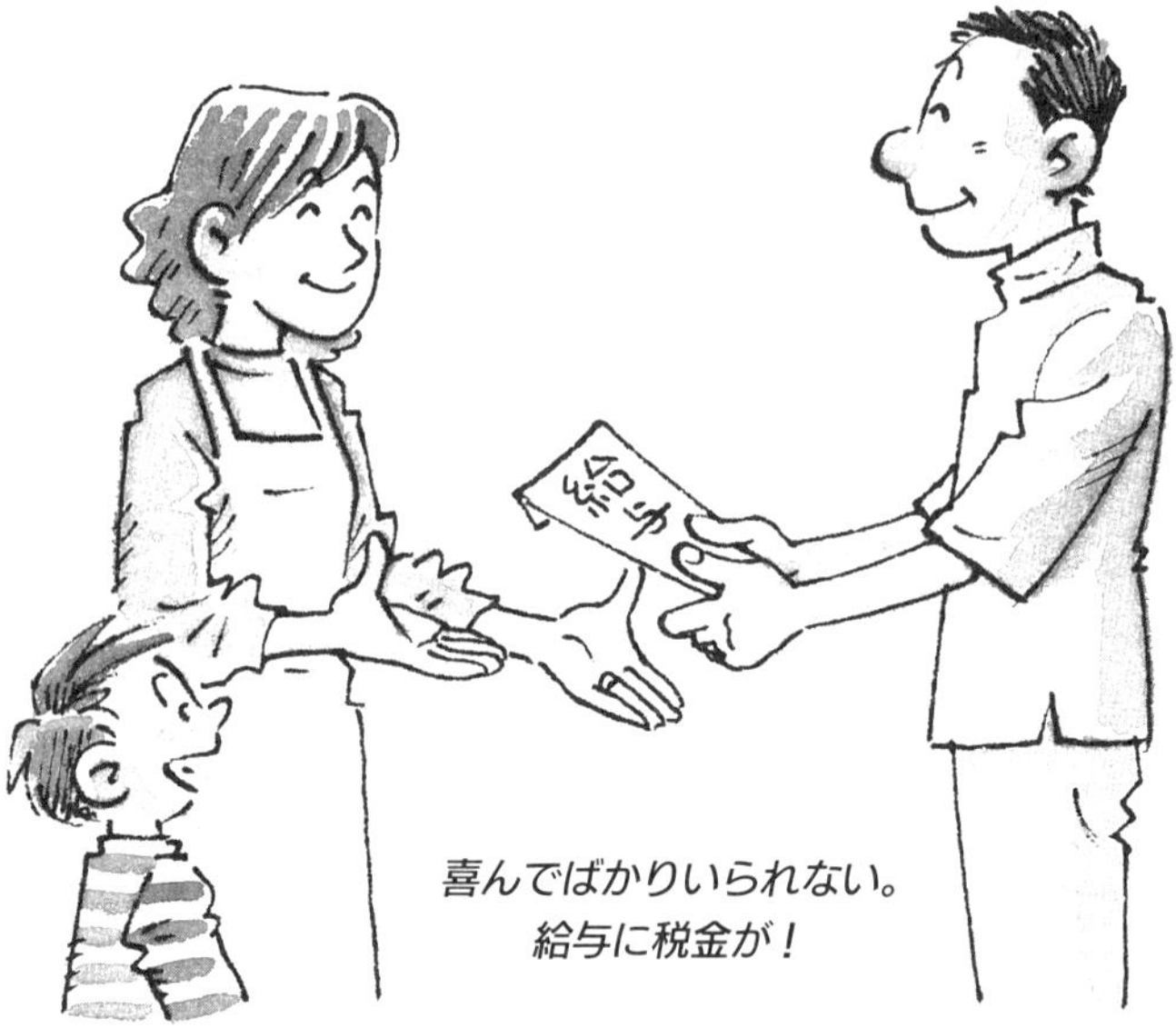

喜んでばかりいられない。
給与に税金が！

したほうが、トータルで支払う税金は基本的に少なくなります。

極端なことをいえば、先生1人で1千万円稼ぐのであれば、奥様にも医院の仕事をしてもらい、専従者給与を500万円出して、500万円ずつ稼ぐほうが、トータルの税金は少なくなるというわけです。

しかし、もし医院が赤字になっていればどうでしょうか？

医院自体が赤字になっているのであれば、医院では税金は発生しません。その上、専従者給与を支払えば、赤字が膨らむだけです。しかも、お給料を受け取った配偶者側では、専従者給与による収入があるため、税金が発生してしまうことになります。

〔図表10〕　パターン③　個人の歯科医院（生活資金＋専従者給与）

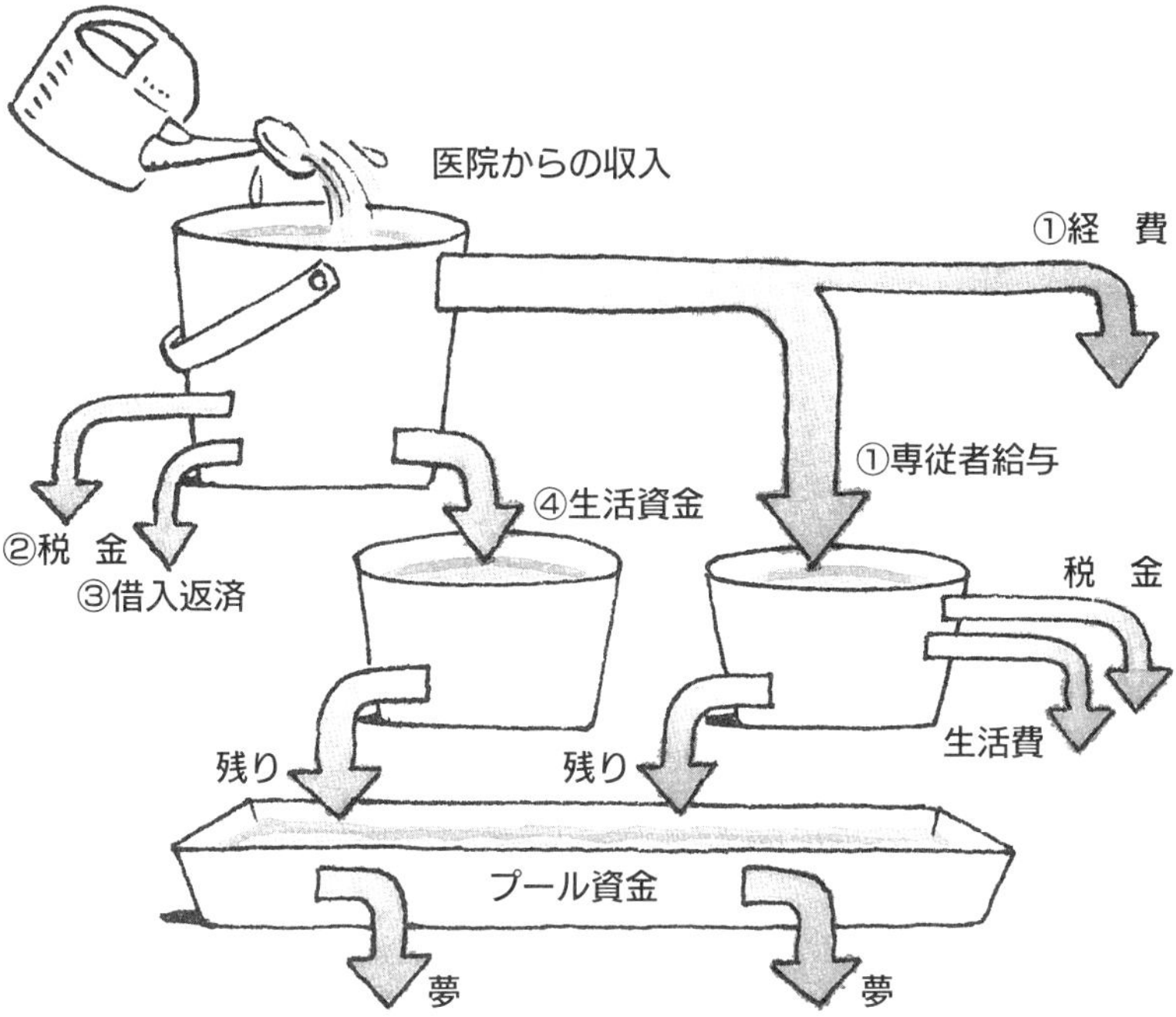

このように、専従者給与を支払ったほうが節税になるのかどうかは、医院でどれだけの利益が出ているかによって変わってきます。

ちなみに、専従者給与を支払った場合、配偶者の個人のバケツから税金が流れ出し、その残りのお金で生活費をまかなうことができます。そして最後に余ったお金が「夢のお金」として、一番下の「夢のプール」に貯まっていくことになるわけです。

３つめのパターンは、生活資金を、院長個人と配偶者の２つでとる方法です〔図表

〔図表11〕　パターン④　医療法人の歯科医院

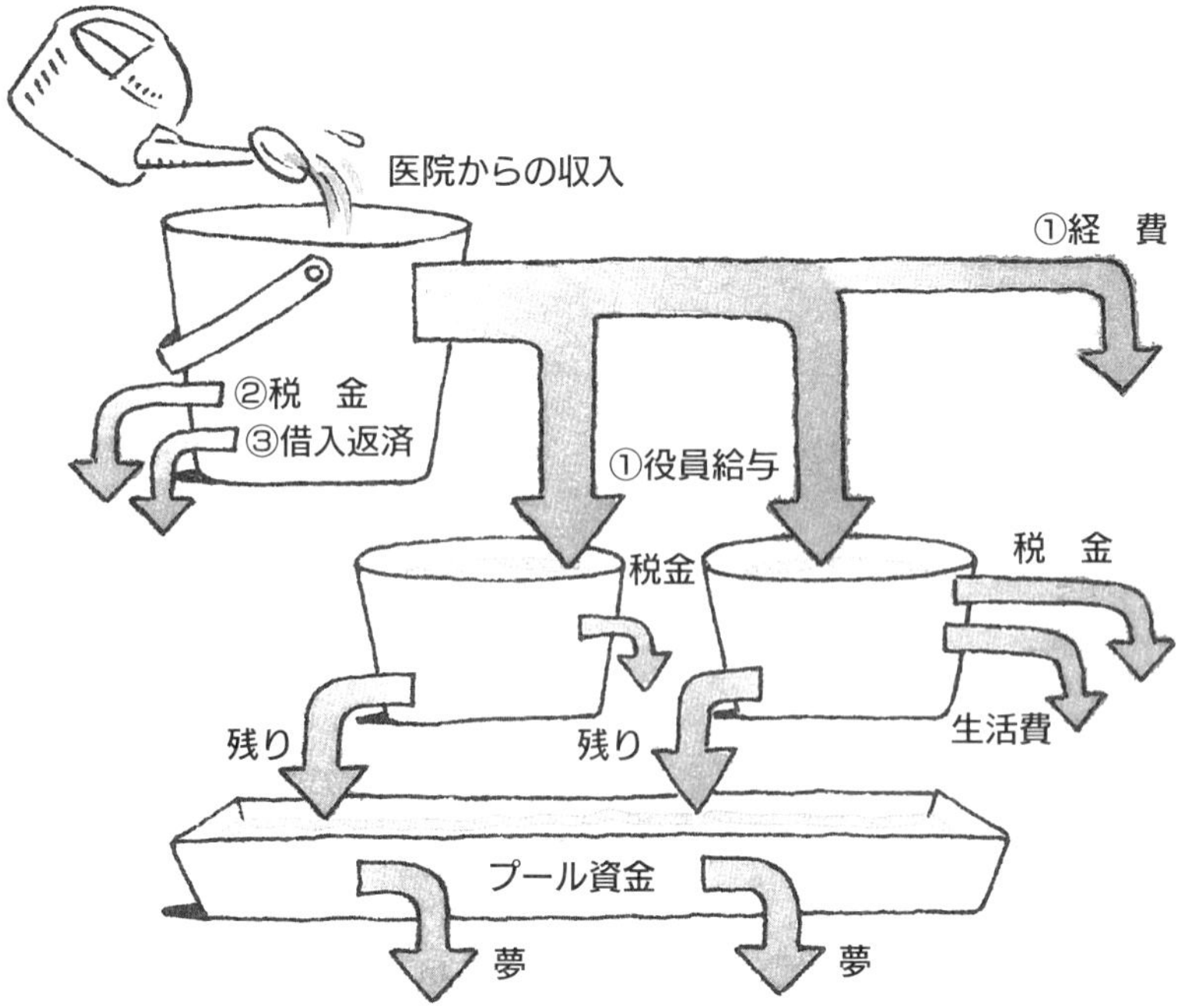

10〕。この場合、個人用バケツは、先生と配偶者の2つになります。

配偶者に専従者給与として支払ったお金については、パターン②の場合と同様に、配偶者の個人のバケツから税金が流れ出します。

そして、その税金が流れ出た後の配偶者のバケツか、先生の個人のバケツから生活費を支払い、残りのお金は「夢のお金」として夢のプールに貯まっていきます。

最後のパターンは、医療法人からの給与として、個人にお金を流す方法です〔図表

11」。

医療法人の場合、個人の歯科医院と違って、配偶者だけでなく、先生自身にも給料を出すことができます。

この先生個人や配偶者に出す給料のことを**「役員給与」**と呼びます。役員給与を出した場合、これはスタッフの給料と同じく医院の経費になるので、お金は①の経費の蛇口から出ていくということになります。経費が増えることで、医療法人での税金は減ることになるわけです。

しかし、専従者給与と同じく、医療法人で給料として経費にしたものは、個人では収入となるため税金が発生します。たとえば、先生と配偶者に給料を出せば、それぞれのバケツから税金が流れ出すことになります。

そして、先生と配偶者の個人のバケツから、税金が流れ出た後のお金で生活費や生命保険料などを支払い、その残りのお金が「夢のお金」として、夢のプールに貯まっていくことになるのです。

このように、歯科医院のお金は、この4つのパターンのいずれかによって個人のバケツに流れていくことになります。先生は今、どのパターンのお金の流れになっているのかをまず理解しておきましょう。

第2章

税金を多く払う先生・払わない先生

1 なぜ流行っている医院は医療法人にしているのか？

「え？　先生は医療法人にしているんですか？　儲かってるんですね～」

このような会話を聞いたことはないでしょうか。実は、多くの流行っている先生は、医療法人にしています。この医療法人のお金の流れは、先ほどのパターン④になります〔図表11、再掲〕。

それでは、なぜ流行っている歯科医院は医療法人にしているのでしょうか？

★医療法人のメリットその１：先生に対して役員給与を出せる

医療法人の場合、先生自身に対して役員給与として給料を出すことができます。

この役員給与は、他のスタッフの給与と同様に経費になるので、医療法人では利益が減り、それにより税金が減ることになります。

これが個人の歯科医院であれば、先生自身に給料を出すことはできず、配偶者への専従者給与だけになってしまいます。そのため、利益が出るようになると医療法人にして役員給与を出し、医院の利益を減らすことで節税対策を行うわけです。

〔図表11－②〕

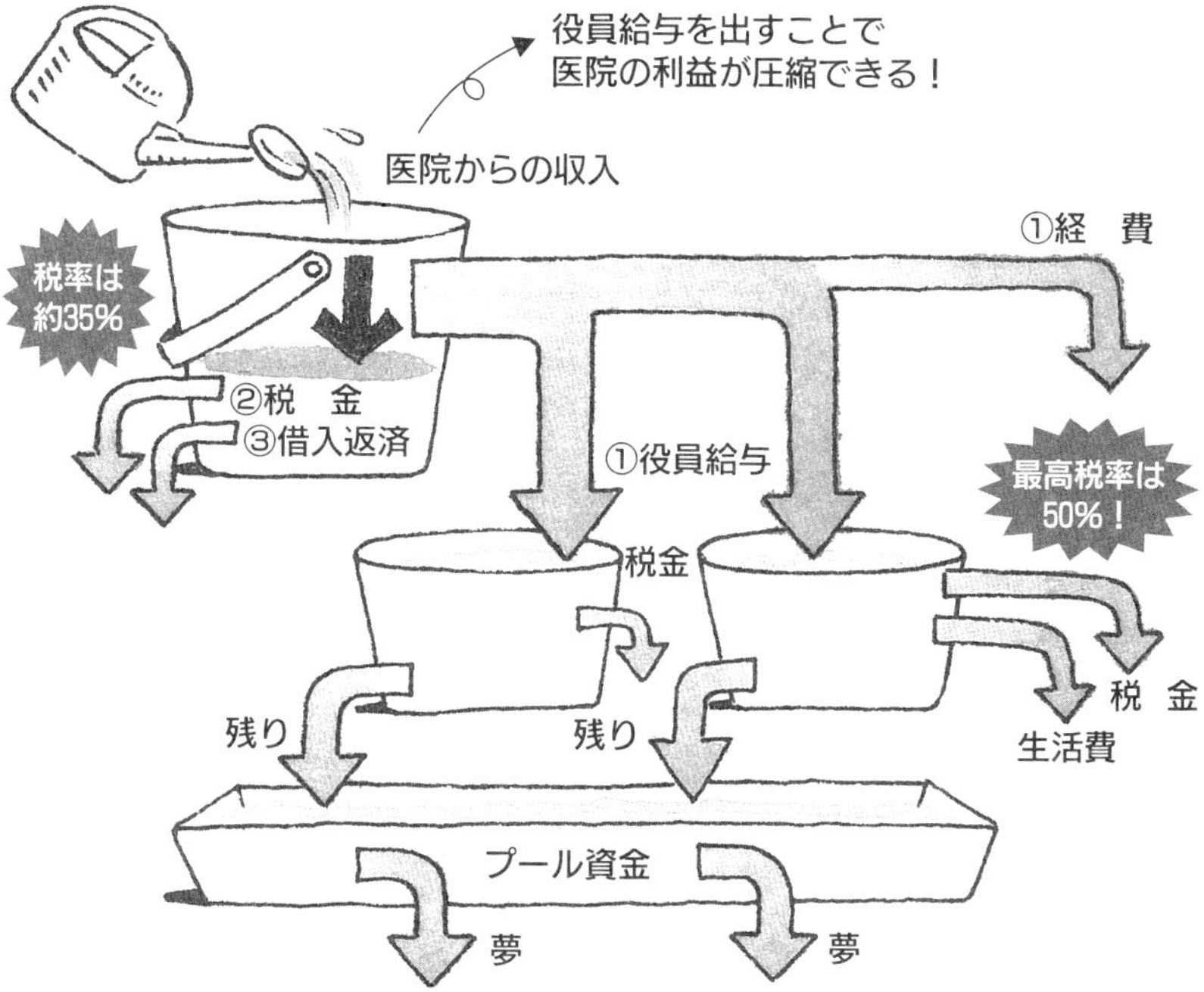

さらに、税率の違いも大きいのです。医療法人の場合、個人と違い、税率は一定です。所得が800万円以下の部分については22%、それを越える部分については30%の税率となります。さらに、ここに地方税が5%ほど加わるので、**医療法人の税率は約35%**と覚えておけばよいでしょう（医療法人は保険収入について事業税が非課税となりますので、一般の法人の税率よりは低くなります）。

これに対して、個人の所得税率はどうでしょうか。

所得税は、儲けが増えれば

増えるほど、税率も高くなっていく仕組みになっています。ちなみに、**個人の最高税率は地方税を入れるとなんと50％**にもなります。

たとえば、日本一忙しいといわれる司会者「みのもんた」が10億円稼いでも、個人収入でしたら、実際に手元に残るのは約5億円です。個人の場合、たくさん稼いだら**半分は税金**で流れ出るので、実際に手元に残るお金は半分だけになるのです。

「そんなバカな！」と叫びたくなりますが、これが日本国の実体です。儲けている人からは容赦なく税金を取り立てるんですね。

でも、日本国に住んでいる以上、法律は守らなければなりません。ですから、法律の中で、いかにして支払うべき税金を少なくするのか、それを考えていく必要があります。

ところが、節税の手法ってほんと限られているんですね。法人の給与として、所得を分散するのもそのひとつです。このようなメジャーな節税のスキームは、先生も絶対に知っておくべきなんです。

しかし、税金とか会計、お金のことになると、ほとんどの先生が税理士さんに丸投げしています。その主な理由は**「税金とか節税って難しいじゃん！」**という先生の思い込みからです。でも実は、知ってしまえばそんなに難しくありません。

ここでのポイントは、**医療法人の税率は約35％、個人の税率は最高50％**ということだけです。

儲けている先生が、医療法人にする理由は、この法人と個人の税率の違いが一番大きいと思います。個人で5千万円の利益を出すのであれば、医療法人で5千万円の利益を出したほうが、支払う税金は少なくなるのですから。

★医療法人のメリットその2：先生に役員退職金を出せる

医療法人の場合、先生自身が医療法人を退職する時に「退職金」を出すことができます。退職金も、給料と同じく医療法人の経費になるため、これまた節税になります。個人の場合、先生個人に対して退職金を出すことはできません。

役員給与として個人に給料を出した場合には、個人のバケツの税金の蛇口からお金が流れ出る仕組みになっていましたが、では、退職金の場合はどうでしょうか。

結論からいえば、退職金として個人に流れ出たお金は、個人のバケツで税金が流れ出ることとなります。しかし、退職金として出したお金は、個人の**「退職所得」**と呼ばれる収入となり、給与所得に比べてダンゼン低い税金となります。

そのため、まとまったお金を個人のバケツに流したい場合には、給与ではなく、最後に退職金としてガツンと出すことで、個人の税金は少なくなるのです。

このような医療法人での退職金を使った節税は非常に有効なので、いまや節税の常套手段になっています。

★医療法人のメリットその3：保険料を経費で落とせる

個人で生命保険料を支払った場合、これは経費にはなりません。ところが、法人で法人受け取りの生命保険料などを支払った場合には、一定のものについては経費で落とすことができます。

生命保険にはいろいろなものがあり、解約すれば一定の解約返戻金があるものなども多いので、これを利用して毎年の保険料を経費で落とし、保険を使った節税をしている医療法人も少なくないのです。

ただし、保険の税制はいつ変わるかわからないので、節税目的で保険に加入して、数年後に税法が変わり、経費に落とすことができなくなったということにならないように、専門家の意見を十分に聞いた上で検討してください。

★医療法人のメリットその4：社会的信用が増す

医療法人にする4つめのメリットは、社会的信用が増すことです。やはり個人の歯科医院より、医療法人のほうが対外的な信用度は高くなります。スタッフを雇用するときにも有利になるでしょう。

さらに、医療法人にすることで、分院展開していくことも可能となります。そのため、ある程度の規模になった歯科医院は、医療法人になることを検討しています。

2 医療法人はつくってはいけない！

前述のように、医療法人にするといろいろなメリットがあります。
ところが、よい面だけではありません。医療法人にはメリットだけではなく、デメリットも結構あるのです。大きなデメリットは次の3つです。

★医療法人のデメリットその1：余分な経費や税金が発生する

医療法人になれば、社会保険（健康保険と厚生年金）が強制加入となります。そのため、原則として役員および従業員は社会保険に加入しなければなりません（一定の手続きにより、歯科医師国保を継続することも可能）。

健康保険・厚生年金は、保険料の半分が事業主負担となるので、医院の負担はかなり大きくなります。医療法人にするぐらい規模の大きな医院の場合、スタッフ数もかなり多い可能性が高く、この医院負担の社会保険はバカにならないのです。

たとえば、スタッフに20万円の給与を支払った場合、医院負担分の社会保険料（健康保険と厚生年金の合計）は約2万3千円となります（平成19年現在）。20万円の月給のスタッフが10人いれば、毎月の医院の負担は約23万円にもなるのです。

また、医療法人になれば、その登記や設立費用が発生し、さらに、法人になれば決算も複雑になるので、会計事務所への支払も大幅に増えます（そのため、多くの会計事務所が医療法人にすることをすすめてきますけどね）。しかも、赤字であっても、均等割という税金が毎年7万円ほど発生します。

このように、医療法人になれば、個人の医院では発生しなかった余分な経費や税金が増えてしまいます。

★医療法人のデメリットその2：接待交際費が損金不算入となる

医療法人の場合、**接待交際費の損金不算入**という規定があります。個人であれば、接待交際費は全額経費になるのですが、医療法人になると、一定の金額が経費にできなくなってしまいます（平成19年時点では、経費にできない金額は通常、接待交際費の10％）。

そのため、接待交際費の多い医院は、医療法人になることによって、経費にできる金額が減ってしまうのです。

★医療法人のデメリットその3：出資限度額の払い戻し

最後に、一番大きなデメリットをご紹介します。実は、今回の第五次医療法の改正により、今後設立される医療法人には、大きなデメリットができてしまいました。それが**「出資限度額」の払い戻し**というものです。

通常、医療法人を解散する場合、医院のバケツに残っているお金は、その出資の割合に応じて個人に割り振られるのですが、今回の医療法の改正により、今後設立される医療法人は、出資限度額を超えるものについては返ってこないこととなったのです。

どういうことかを簡単に説明しましょう。

たとえば、1千万円を出資して医療法人をつくったとします。出資金は、先生が500万円、配偶者が500万円だったとしましょう。その後、医療法人にプールされるお金が増えて30年後、10億円が医療法人のバケツに残ったとします。

そこで医療法人を解散しようとすると、通常であれば、出資の割合に応じて、先生に5億円、配偶者に5億円が入ってくるはずです。ところが、今後はなんと最初に出資した500万円ずつしか戻ってこないようになるという、何ともひどい改正です。しかも、残りのお金は国や地方に取られてしまうというのですから、本当にもうめちゃめちゃです。

国としては「医療法人は利益追求が目的じゃないんだから、もし儲かって解散する時に法人にお金が残っているんだったら国に渡しなさいよ」という、わけのわからないいちゃもんをつけて資産を奪いにきます。

せっかく汗水たらして働いた結果、医療法人にお金が残ってしまえば、それはお国のも

のになる――本当にもうめちゃめちゃな法案なのです。

ところが、決まってしまったものには誰が文句をいっても残念ながら変わることがありません。それでは、医療法人はこの改正に対してどのように対処していけばよいのでしょうか？

従前の医療法人については、この出資限度額は適用されないのでそれほど問題はありません。しかし、今後医療法人をつくる場合には、どのようにすればよいのでしょうか。

この解決策として考えられるのは、医療法人が解散する時に、医療法人のお金が空っぽになっていればよいわけです。つまり、**医院のバケツを空っぽにしてから解散すればよいのです。**

たとえば、退職金として、解散時に院長個人にお金を支払う方法などが考えられます。しかし、個人に退職金として出せる金額は、ある程度決まっており、すべてを退職金で出せるかどうかは疑問です（役員退職金の詳細な説明については第5章を参照）。

そのため、医療法人をつくる場合には、必ずシミュレーションをして、メリットがあるのかないのかを、事前にしっかりと確認した上でつくるように心がけるべきです。

今回の医療法の改正により、医療法人の数は大きく減ることは間違いないと思います。国は、このような無茶なことを平気で行うので、気をつけなければなりませんが、結局、私たちは、自分の資産を守るために勉強をするしかないのです。

3 数字で見るパターン別お金の流れ――どっちが得か

では、パターン別に実際に数字を当てはめて、お金の流れを見てみましょう〔図表12〕。

★パターン①の場合

たとえば、医院の売上が５千万円だったとしましょう。一番上のジョウロからは５千万円のお金が医院のバケツに入り、まずはそこから経費が出ていきます。経費が３千万円であれば、利益は2千万円（5,000万円－3,000万円）となります。

この利益の大きさによって税金は決まりますから、その税金が６００万円だったとしましょう。さらに借入れの返済が６００万円であれば、残りのお金は８００万円（2,000万円－600万円－600万円）となります。これが歯科医院で残ったキャッシュフローです。

このすべてを個人のお金に回すことはできません。チェアを購入したり、スタッフを増やしたりするために、ストックしておかなければならないお金があるからです。たとえば、この８００万円のうち、３００万円をストックしておくとしますと、個人の生活資金に回せるお金は５００万円（800万円－300万円）となります。

そして、個人のバケツからは、生活費や住宅ローンなどのお金が流れ出します。これが

〔図表12〕　パターン①：個人の歯科医院（専従者給与なし）

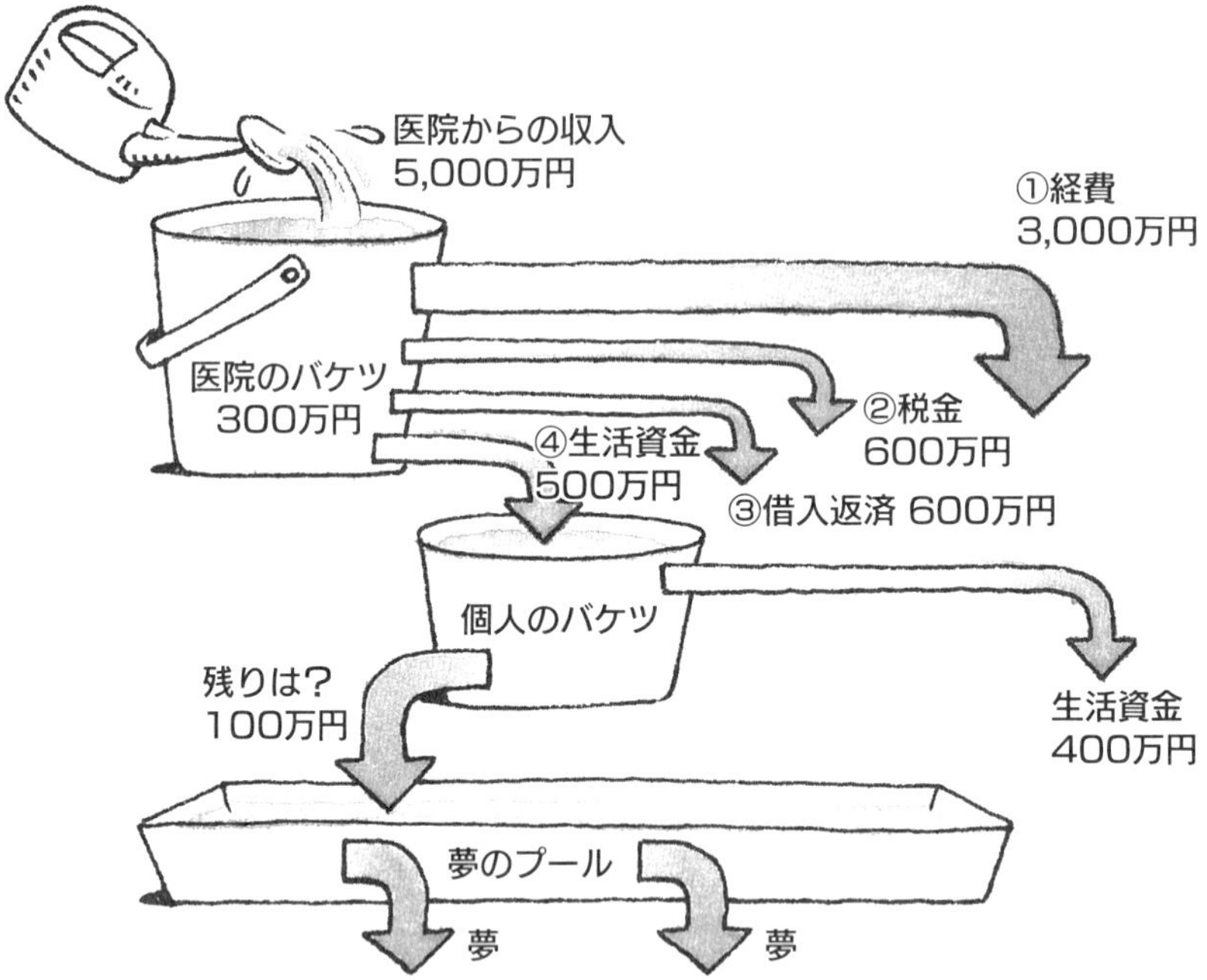

４００万円だったとすれば、夢のプールに蓄えられるお金は１００万円（500万円－400万円）となるわけです。

夢の大きさが大きければ大きいほど、このプールに蓄えておかなければならないお金は増えることになります。

逆に、夢がほとんどなければ、このプールに蓄えておくお金はほとんど必要ないといえます。

この図をつくることができれば、たとえば夢が1億円なら、毎年いくらずつプールしていかなければならないかを計算することができます。

〔図表13〕　パターン②：個人の歯科医院（専従者給与あり）

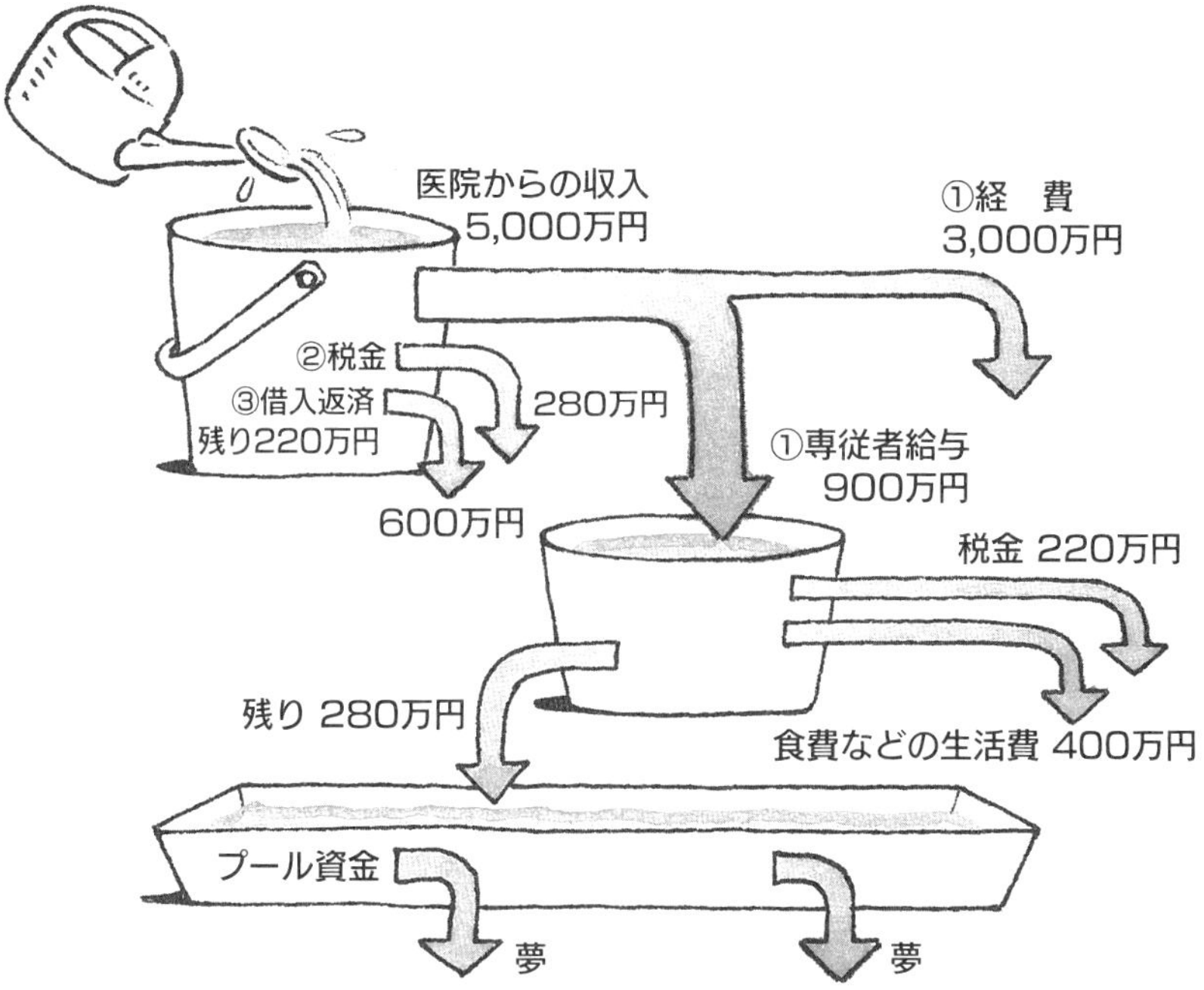

結局、この例の場合、医院のバケツにお金が３００万円、夢のプールにお金が１００万円で、合わせて４００万円のお金が残っていることになります。

★パターン②の場合

同じく医院の売上が５千万円だったとします。そこから経費が出ていきます。パターン②では、経費と一緒に専従者給与が流れ出します。

たとえば、経費が３千９００万円（内専従者給与９００万円）であれば、利益は１千１００万円（5,000万円－3,900万円）となります。

そして、この利益の大きさによって税金は決まってきます。たとえば、税金が280万円で、借入の返済が600万円であれば、残りのお金は220万円（1,100万円－280万円－600万円）。これが歯科医院で残ったキャッシュフローです。

個人のバケツからは、生活費や住宅ローンなどのお金に加えて税金が流れ出します。税金が220万円、生活費が400万円とすれば、夢のプールに蓄えられるお金は280万円（900万円－220万円－400万円）。結局、医院のバケツにお金が220万円、夢のプールにお金が280万円、合わせて500万円のお金が残っていることになります。

パターン①の場合と比べると、お金が100万円余ってきていることがわかります。これが、所得分散による節税効果です。このように、専従者給与として配偶者に所得を分散することで、支払うべき税金のトータルが少なくなります。

★パターン③の場合

同じく医院の売上が5千万円だったとします。まずは、そこから経費が出ていきます。ここでもパターン②と同じく、経費と一緒に専従者給与が流れ出します。

たとえば、経費が3千500万円（内専従者給与500万円）であれば、利益は1千500万円（5,000万円－3,500万円）となります。そして、この利益の大きさによって税金は決まってきます。たとえば、税金が420万円、借入れの返済が600万円であれば、残りのお金は480万円（1,500万円－420万円－600万円）となります。そし

〔図表14〕　パターン③：個人の歯科医院（生活資金＋専従者給与）

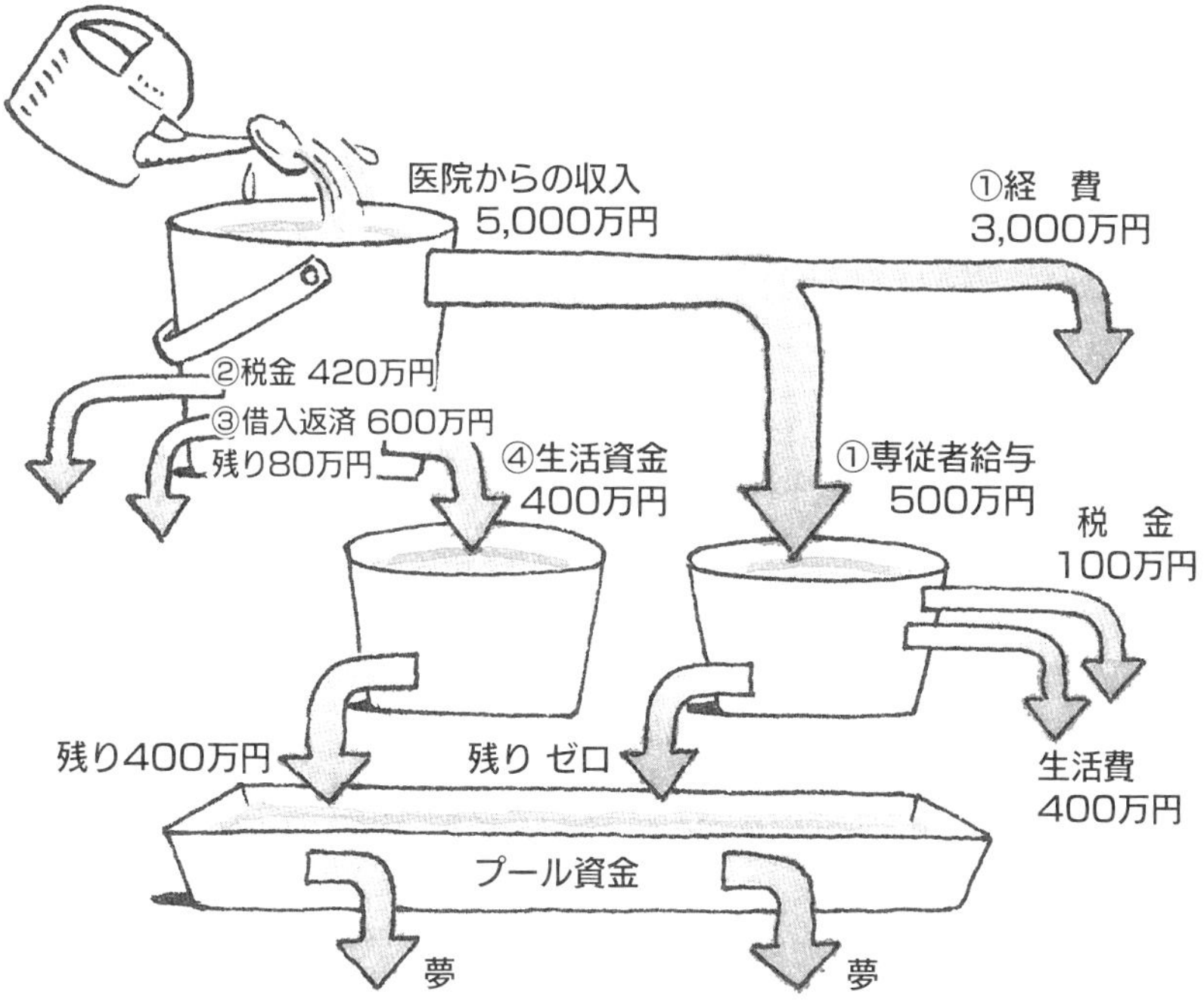

て、先生の個人のバケツに４００万円を回したとしますと、医院のバケツのお金は80万円（480万円－400万円）となります。これが歯科医院で残ったキャッシュフローです。

　配偶者の個人のバケツに、専従者給与として５００万円が流れ込みます。そして、配偶者の個人のバケツからは税金が流れ出します。これが１００万円と仮定します。生活費が４００万円だとすれば、配偶者の個人のバケツから夢のプールに流せるお金は、ゼロ（500万円－100万

〔図表15〕　パターン④：医療法人の歯科医院

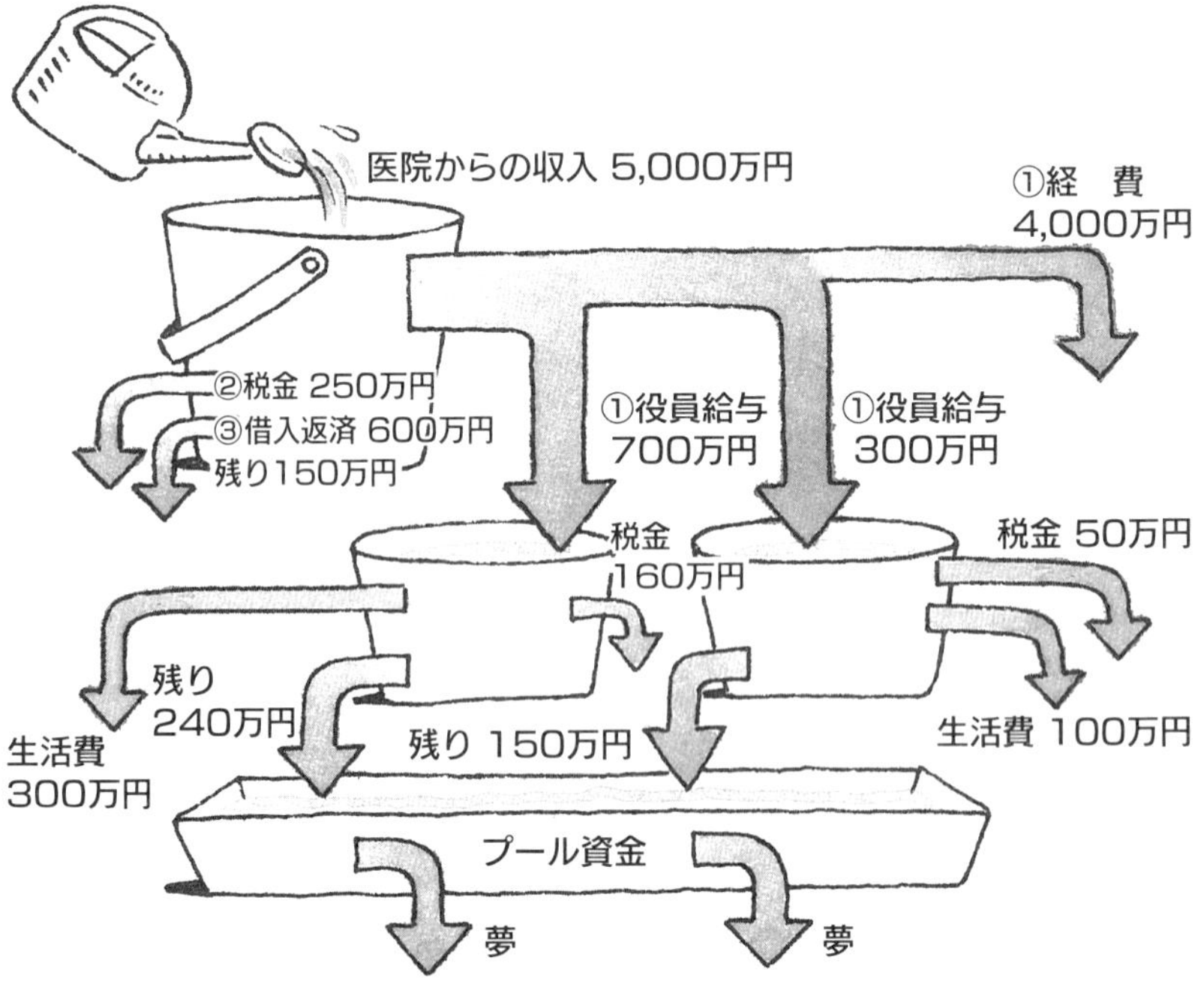

円－400万円）、先生の個人のバケツから400万円。これに医院のバケツのお金が80万円あるので、トータルで480万円（400万円＋80万円）のお金が残ります。

この場合の税金の金額はあくまで一例ですが、このように配偶者に給料をたくさん支払ったほうがよいのか、それとも、支払わないほうがよいのかなどは、医院の利益の金額により変わってきます。

キャッシュフローや税金を見る場合には、医院単体で見るのではなく、このように医院と個人を合わせたグループでのものを見ていくように心がけたいものです。

★パターン④の場合

最後に、医療法人のお金の流れを見ておきましょう。同じように医院の売上高が５千万円だったとします。医療法人の場合には、先生や配偶者に対して役員給与という形でお金が流れ出します。経費が４千万円（内先生への役員給与７００万円、配偶者への役員給与３００万円）であれば、医療法人の利益は１千万円となります。

この利益から、医療法人の税金が流れ出します。その税金を支払った後のお金から借入れの返済をしなければなりません。税金が２５０万円、借入れの返済が６００万円であれば、医療法人のバケツに残るお金は１５０万円（1,000万円－250万円－600万円）です。

さらに、先生の個人のバケツには７００万円、配偶者の個人のバケツに３００万円が給料として流れてきたのですから、それぞれの個人のバケツからも税金が流れ出します。

先生の税金が１６０万円、配偶者の税金が50万円であれば、それぞれのバケツには５４０万円、２５０万円が残ることになります。

そして、先生の個人のバケツから生活費が３００万円、配偶者の個人のバケツから生活費が１００万円流れ出せば、残りのお金はそれぞれ２４０万円、１５０万円となり、これが夢のプールに蓄えられることになります。医院のバケツに１５０万円、夢のプールに３９０万円、トータルで５４０万円のお金が残っていることになるのです。

4 あなたはムダな税金を払いすぎている！

それでは、いったいどのパターンにすれば、トータルの税金は少なくなるのでしょうか。

まずは、個人の所得税の税率表を見てください〔図表16〕。

これが、個人の所得税の税率になります。ここに10％の住民税がプラスされます。

個人の所得税は、所得が高くなればなるほど税率が上がる仕組みになっています。日本の場合、個人で稼いだお金というのは、所得税と住民税を合わせると、最大50％もの税金が課せられるのです。つまり、1億円稼いだとしても、手元に残るお金は約5千万円ということになります。

国は、取れるところから容赦なく税金や社会保険という名のもと、お金を搾取していくのです。そんなふざけた国に搾取されないように、私たちは自分で知識を身につけ、少しでも夢の達成のためのお金を増やさなければなりません。そして、節税でよく使われる方法が**所得の分散**です。

所得の分散とは、所得を家族などに分散することをいいます。たとえば、先生1人で3千万円を稼ぐよりも、配偶者と2人で1千500万円ずつ稼ぐほうが、支払うべき税金

〔図表16〕　平成１９年度の個人の税率表

課税される所得金額（千円未満切捨て）	税率	控除額
195万円以下	5%	0
195万円超～330万円以下	10%	97,500円
330万円超～695万円以下	20%	427,500円
695万円超～900万円以下	23%	636,000円
900万円超～1,800万円以下	33%	1,536,000円
1,800万円超	40%	2,796,000円

の合計は少なくなります。

ところが、たとえば医院の利益がマイナス、つまり赤字の場合、配偶者に給料を出せば、配偶者の個人のバケツの税金の蛇口からお金が出ていきますので、配偶者に専従者給与は出さないほうがよいということになります。

また、措置法という医師優遇の税制がありますが、これを使えば、経費がいくらであれ、保険収入の金額によって経費が自動的に計算されます。

たとえば、この措置法を使うのであれば、配偶者に専従者給与など出してしまってもあまり意味がありません。

なぜなら、専従者給与を出せば、配偶者の個人のバケツからは税金が流れ出しますが、歯科医院の経費は、実際の経費がいくらであれ、自動的に経費が決まってしまうのですから、実際の経費は少ないほうがよいということになります。

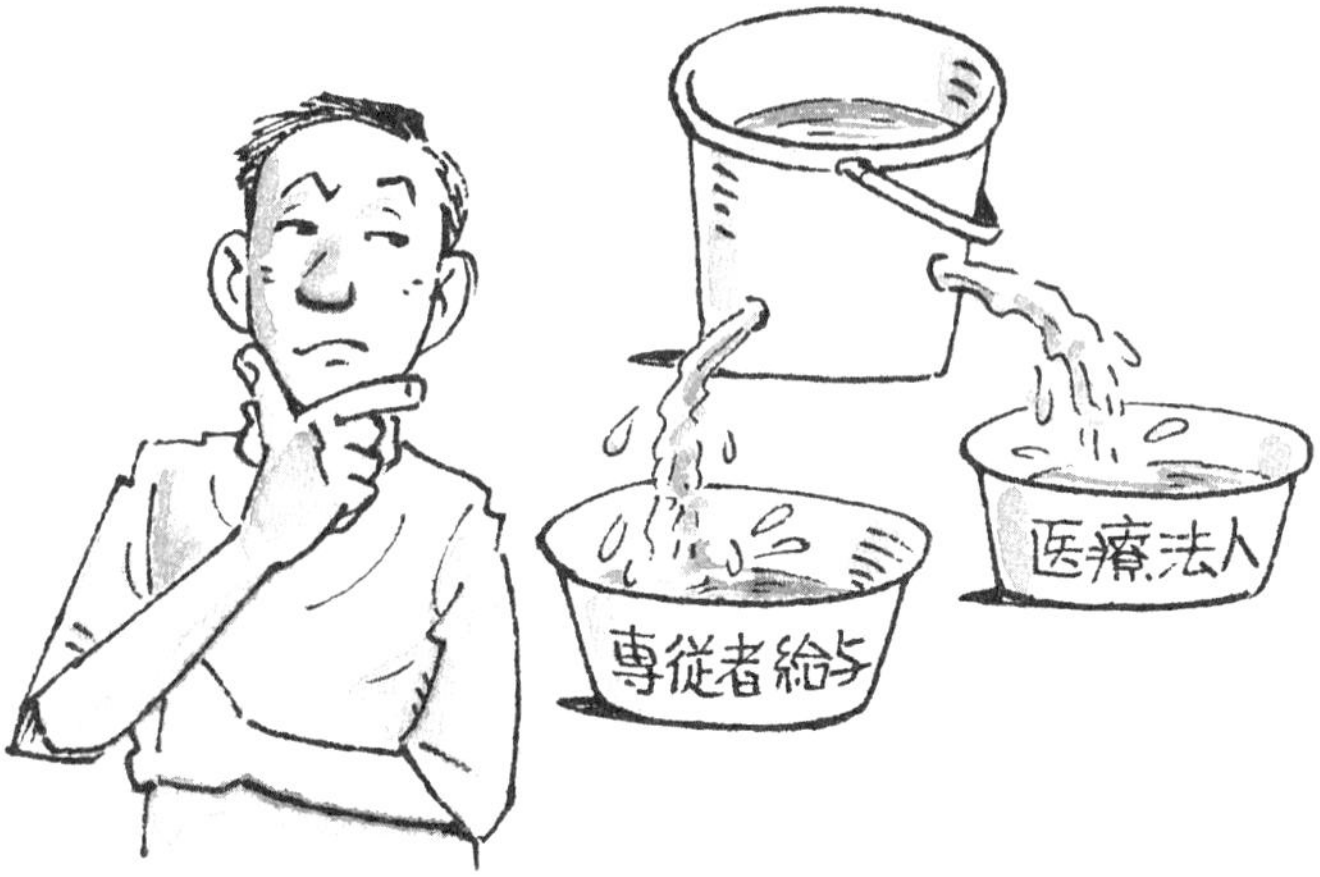

また、医療法人の税率は約35％ですので、この個人の税率表を見れば、個人のほうが有利なのか、法人のほうが有利なのかが、ある程度理解できるでしょう。

このように、所得の分散によって節税できるかどうかはケース・バイ・ケースになりますが、医院で利益が出ている場合で、かつ措置法を使わないのであれば、所得の分散により合法的な節税ができる可能性は高いといえます。

そのためには、まずは、バケツの絵を描いてみることです。そして、そこから医療法人にすればどうなるのか、また専従者給与を出せばどうなるのかをシミュレーションしてみましょう。

そうすれば、いったいどのお金の流れが、先生にとってのベストなのかが見えてくるようになるはずです。

第3章

医院のお金を増やすにはどうする?

1 〝夢のプール〟のお金を増やす3つの方法

1　お金を増やす3つの方法と3つのステップ

それでは、どのようにすればお金を増やすことができるのでしょうか(間違えても「よっしゃ！　宝くじを買って一攫千金を狙うか」なんて考えないでくださいね)。

私が考える〝夢〟を達成するためのお金を調達する方法は次の3つです。

①歯科医院のキャッシュを増やす
②個人のキャッシュを最大化する
③残ったお金を資産運用で増やしていく

この3つの方法は、個々別々ではありません。キャッシュを最大化するステップでもあるのです。

①歯科医院のキャッシュを増やす

まずは、ジョウロからのお金、つまり歯科医院での収入を増やすことで、歯科医院のバケツのお金は増えていきます。しかし、いくら収入が増えても、蛇口からそのお金がたくさん出ていくと、バケツにお金なんて残りっこありません。

歯科医院での経費や税金を最小限にすることで、歯科医院のバケツのお金が増えるのです。これにより、歯科医院から個人のバケツに回せるお金が多くなります。

②個人のキャッシュを最大化する

いくら歯科医院のバケツのお金を増やしても、個人のバケツの蛇口でお金がたくさん出ていけば、お金は残りません。

個人のバケツでも、生活費や税金などの支出はできるだけ少なくしなければなりません。個人のバケツの蛇口から出ていくお金を少なくすれば、自然とお金は残っていきます。そうすることで、夢のプールに回せるお金が増えていくのです。

③残ったお金を資産運用で増やしていく

最後に、夢のプールに貯まったお金を「資産運用」で賢く増やします。夢のお金を、すべて低金利の普通預金に預けておくだけでは、けっして増えることはありません。そのため、夢のお金を増やすための資産運用の勉強をしなければならないのです。

賢い資産運用を覚えることで、夢の達成率は飛躍的に向上します。

2　医院の売上を増やさなければ、何も始まらない

このように、夢のプールのお金を増やすには3つのステップが必要になります。その中

でも一番大切なのが、**歯科医院のキャッシュを増やす**こと。つまり、たくさんの患者さんにきてもらい、収入を増やすこと——これが一番大切です。

歯科医院のバケツの蛇口から出ていく経費や税金を減らしたり、個人のバケツから出ていく生活費や税金を減らしたりすることも、もちろん大切ですし、資産運用でお金を増やす知識だって必要です。

しかし、もっとも大切なことは、最初にお金が入ってくる部分、つまり歯科医院の収入を増やすことなんです。

このお金がなければ、スタッフに給料を払ってあげることも、個人の生活資金を確保することもできないからです。

まず歯科医院の売上は**単価×数（患者数）**で決まります。そのため、売上を増やすには、このいずれかを増やさなければなりません。

単価とは、患者単価のことであり、１人当たりの患者さんが支払ってくれるお金という意味です。

もちろん、保険の場合には、患者さんから直接いただく窓口負担金のほかに、国から支払われる社保・国保の請求収入もここに含まれます。歯科医院の場合、保険の患者単価は５千円～５千５００円ぐらいになるのが一般的です。

自費が多い歯科医院の場合には、患者単価が高くなります。しかし、自費が多い医院の場合、チェアタイムがどうしても長くなってしまうので、患者数は少なくなる傾向にあります。

つまり、**患者単価と患者数は、基本的にはトレードオフ（相反）の関係**にあるのです。保険を増やせば患者単価が下がり、自費を増やせば患者数が下がる――これは歯科医院の永遠の課題であり、ジレンマでしょう。

これから、勝ち組歯科医院になっていくためには、この患者数と患者単価を平行して増やしていく努力をしなければならないのです。ところが、国はどんどん歯科医院の収入である保険点数を下げる傾向にあります。これはかりは、私たちの力ではどうすることもできません。

たとえば、保険点数の改定により、同じ診療をしていても収入が10％ダウンすることがあります。実は、この収入の10％のダウンというのは、歯科医院では致命的なのです。その理由は、

「売上が10％ダウンすれば、利益は10％以上ダウンする可能性が高い」

からです。では、なぜそのようなことが起きるのでしょうか？　次に、その理由をストラック図でご説明しましょう。

2 売上が10％ダウンすれば、利益は10％以上ダウンする

まず、医院のストラック図を簡単に説明しておきましょう。

〔図表17〕は、医院の利益構造を示す「ストラック図」と呼ばれるものです（ストラック図の詳細は拙著『金持ち歯科医になる！　利益を出す経営の極意』を参照）。

一番左に売上高の金額を入れます。その売上高から、売上高に応じて出ていく出費があります。材料代や技工代です。会計上、このような売上高の金額に応じて出ていく出費を「変動費」と呼びます。そして、売上高からこの変動費をマイナスした金額を「粗利《あらり》」と呼びます。そして、この粗利から毎月定額で出ていく出費（これを「固定費」といいます）がマイナスされて、医院の利益が残るのです。

では、実際に数字を入れて見ていきましょう。

月の売上高が３００万円だとします。しかし、保険点数の改定により、これが10％ダウンして２７０万円になってしまいました。変動費は、売上高が下がればそれに伴って下がることになりますから、変動費の金額は、変動費率によって決定します。

この歯科医院の変動費率は20％（60万円÷300万円×100）で、売上高が２７０万円に

〔図表17〕ストラック図①　〔図表18〕ストラック図②

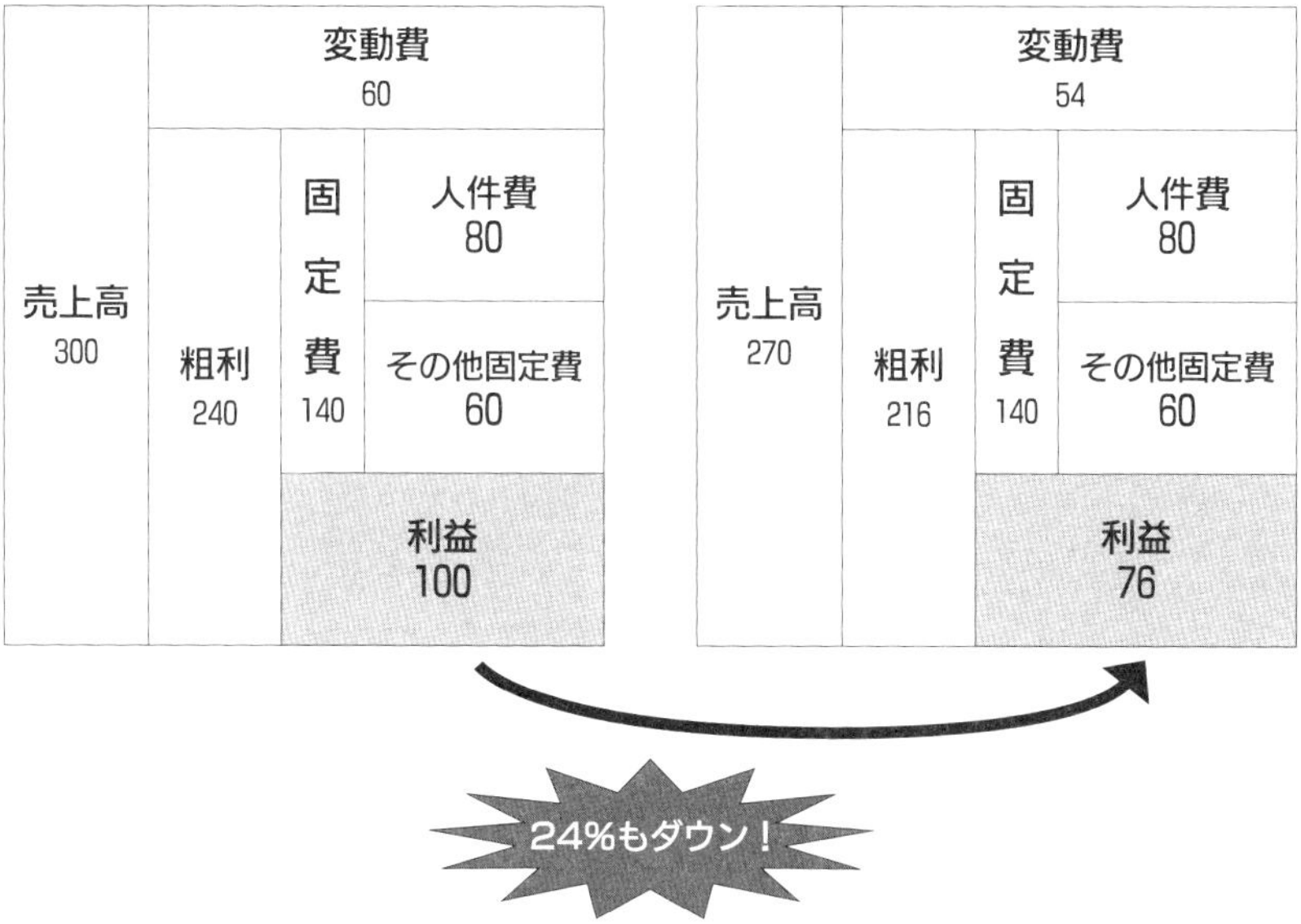

なったときの変動費の金額は54万円（270万円×20%）となります。

そうすると、粗利は216万円（270万円−54万円）となります。ここから固定費が出ていきます。固定費は売上が上がっても下がっても一定で、同じ金額となるので１４０万円。すると、利益は76万円（216万円−140万円）です。

売上高が３００万円だったときの利益は１００万円なので、売上高が10％マイナスになっただけで、利益はなんと24％もダウンしてしまうことになります〔図表18〕。

つまり、保険点数の改正で10％売上がダウンするということは、医院にとっては大きな問題となります。それだけに医院のキャッシュを増やすためには、まずこの**「売上」**を増やす必要があるのです。

では、どのようにしてこの売上を高めていけばよいのでしょうか？　医院の売上を上げる一番の方法、それは**医院への投資**です。

成功している先生は、儲けたお金をどんどん医院に投資をしていきます。

〔図表19〕　成功のスパイラル

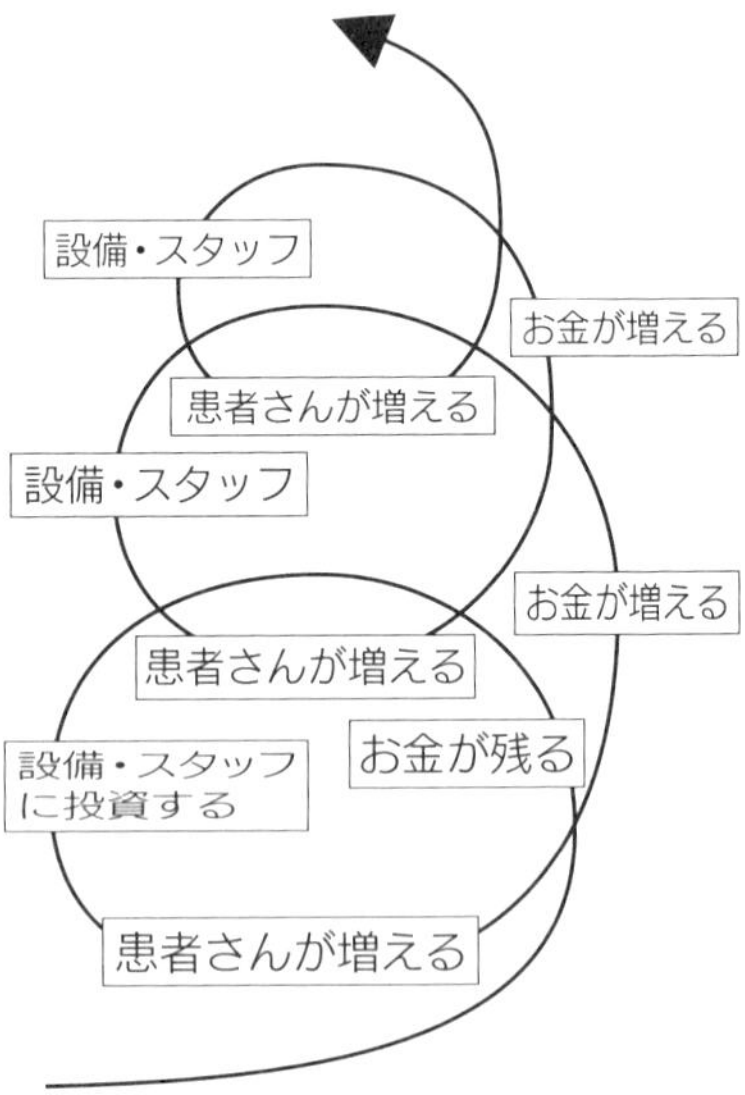

チェアやスタッフ、広告などにどんどんお金をつぎ込み、それによってさらに患者さんが増えていきます。そして、儲かったお金をさらに医院に再投資し、またまた患者さんが増え、お金がどんどん残ってくるのです〔図表19〕。

これを私は**「成功のスパイラル」**と呼んでいます。医院のキャッシュを増やすには、医院の投資にお金を使いキャッシュを減らす――何とも矛盾しているようですが、残ったお金を大事に通帳に残しておいても、大きな発展は期待できません。お金は使うためにあるのです。

どのような投資をしていけば医院が大きく成長していくのか？　次に詳説しましょう。

3 医院を大きく発展させる「人」への投資術

1　スタッフが医院を発展させる

歯科医院を大きく発展させている先生には、ある共通した特徴があります。それは、働いているスタッフの質が抜群に高いということです。

私は、これまでいろいろなツールや戦略を用いて、歯科医院のコンサルティングを行ってきました。

「こんなツールを使っていきましょう」

「ホームページをこうすればSEO対策に有効ですよ」

など、マーケティングやセールスの部分を強化することをメインとして、コンサルティングに携わってきましたが、結局のところ、歯科医院の発展は優秀なスタッフによって決定するということに気づかされました。

税理士の場合、どうしても数字を見てしまいます。

「売上がこれくらいなので人件費はこれくらいでしょう」

「今の利益だとスタッフの人数はこれぐらいかな」

などと、どうしても数字の部分を見てしまうのです。クライアントが危ない橋を渡らないようにアドバイスするのも、私の仕事だと思っていたからです。

ところが、多くの成功している歯科医院を見ていると、大きく発展するためには、そのセオリーどおりに動いていてはいけないのではないか、と最近は感じてきています。

労働分配率で考えると「あと何人増やせるな」などの戦略を立てることができるのは間違いないのですが、医院を短期間で大きくしている先生は、儲けの大部分を人に再投資しています。ちょっと多いかなと思うぐらいの人を雇い、それに伴った売上を上げているのです。そして、儲かったお金をさらに人に投資していきます。これこそが「勝ち組歯科医院」に見られる共通点といえそうです。

人を入れるタイミングは難しいですが、「あと1人雇うと少し多いかも知れないな……」くらいの時に人を入れると、最初は人件費が多く出て利益を圧迫しますが、2～3ヵ月もしないうちに、人件費の増加部分以上の売上が上がってくるのです。逆に、「これ以上人を増やすと人件費が……」と考えていれば、売上も伸びていきません。つまり、**歯科医院のお金は人に投資するのが一番効率がよい**といえます。もちろん、それに見合ったチェアの台数があることはいうまでもないことですが。

なぜ少し多いぐらいに人を雇用したほうがうまくいくのかは、あまりよく説明できないのですが、きっと活気がある歯科医院には人が集まるためだと思います。それは、スタッフでも患者さんでも同じことで、スタッフもたくさんスタッフのいる医院で働きたいし、患者さんも活気のある歯科医院で治療を受けたいと考えているはずです。

これからは、優秀な歯科衛生士さんが歯科医院の売上を上げるカギとなっていることも間違いありません。歯科衛生士さんは不足気味なので雇用が難しい状況ですが、リコールが増えてくると、衛生士さんの仕事がどんどん増えてきます。そのため、歯科医院が発展する過程で、優秀な歯科衛生士さんの雇用は避けて通れないのです。

ところが、歯科衛生士さんの雇用にはどの歯科医院も頭を悩ませています。

歯科衛生士を雇う場合、考えられる方法としては、歯科衛生士学校への募集、求人広告、知合いの先生や業者さんからの紹介、インターネットによる求人などが考えられますが、どの方法を用いても、現在は雇用がしにくいのが現状です（歯科衛生士のマッチングサイト**「歯科衛生士求人.com」**（http://www.dh-job.com）なども使えます）。それだけに、これからは、歯科衛生士さんにも気持ちよく働いてもらう医院づくりが必須となります。産休や育休などの福利厚生を整備したり、賃金体系を整備したりする必要がでてくるでしょう。

また、歯科衛生士さんを**担当制**にしている歯科医院もあります。歯科衛生士さん一人ひとりに自分の個室とチェアが与えられ、その部屋には歯科衛生士さんのプライベートなものを置いたりしてもいいというのです。そして、自分の部屋で、自分の患者さんとコミュニケーションを取りながらケアを行っていくわけです。そのようなやりがいを、歯科衛生士さんに与えることも大切になってきます。

2　クレドを使って医院の理念を浸透させる

とはいっても、いきなり高い質のスタッフを雇用することはなかなか大変です。スタッフは医院で教育して、育てていくことです。スタッフを教育し、育てていく上で一番大切なことは、**先生の理念を伝える**ことです。

たとえば、サービスのお手本の代表とされるザ・リッツ・カールトン大阪。最近は、多くの歯科医院がこのリッツ・カールトン・ホテルをお手本としています。

リッツ・カールトン・ホテルがサービスのお手本とされるのはなぜでしょうか？

「ロケーションがよいから？」「内装がゴージャスだから？」

どちらも答えは**NO**です。もちろん、これらも重要な要素のひとつではありますが、一番重要な要素ではありません。リッツ・カールトン・ホテルが、伝説のサービスとして語り継がれている理由――それは、**「徹底した理念の浸透」**です。

リッツ・カールトン・ホテルの社員は、全員、「**クレド・カード**」と呼ばれる理念を文書化した小さな三つ折のカードを絶えず携帯しています。「クレド」とは、ラテン語で「信条」「約束」を意味する言葉で、最近ではほぼ「理念」として使われています。

そのクレド・カードには、次のようなことが書かれています。

★「クレド」
リッツ・カールトンは、お客様への心のこもったおもてなしと
快適さを提供することをもっとも大切な使命とこころえています。
私たちは、お客様に心あたたまる、くつろいだそして洗練された
雰囲気を常にお楽しみいただくために最高のパーソナル・サービスと
施設を提供することをお約束します。
リッツ・カールトンでお客様が経験されるもの
それは、感覚を満たすここちよさ、満ち足りた幸福感
そしてお客様が言葉にされない願望やニーズをも
先読みしておこたえするサービスの心です。

★「モットー」
“We are Ladies and Gentlemen serving Ladies and Gentlemen.”

★「サービスの3ステップ」
1　あたたかい、心からのごあいさつを。
お客様をお名前でお呼びします。
2　一人一人のお客様のニーズを先読みし、
おこたえします。

3　感じのよいお見送りを。
さようならのごあいさつは心をこめて。
お客様のお名前をそえます。

★ **「従業員への約束」**

リッツ・カールトンではお客様へお約束したサービスを提供する上で、紳士・淑女こそがもっとも大切な資源です。

信頼、誠実、尊敬、高潔、決意を原則とし、私たちは、個人と会社のためになるよう、持てる才能を育成し、最大限に伸ばします。

多様性を尊重し、充実した生活を深め、個人のこころざしを実現し、リッツ・カールトン・ミスティークを高める……

リッツ・カールトンは、このような職場環境をはぐくみます。

（ザ・リッツ・カールトン・ホテル・カンパニーL.L.C.　クレド・カードより抜粋）

このような理念がスタッフレベルにまで浸透し、そしてそれによってホテル全体のベクトルが同じ方向に向き、最高のサービスを提供します。これこそが、リッツ・カールトンのサービスが伝説化しているもっとも大きな理由ではないでしょうか。

大事なのは、ただ単に作成するだけでなく、それを**「スタッフレベルにまで浸透させられるかどうか」**です。そして、そこには、院長の、医院そして診療に対する揺るぎのない

〔図表20〕ザ・リッツ・カールトン・ホテル・カンパニーL.L.C.のクレド・カード

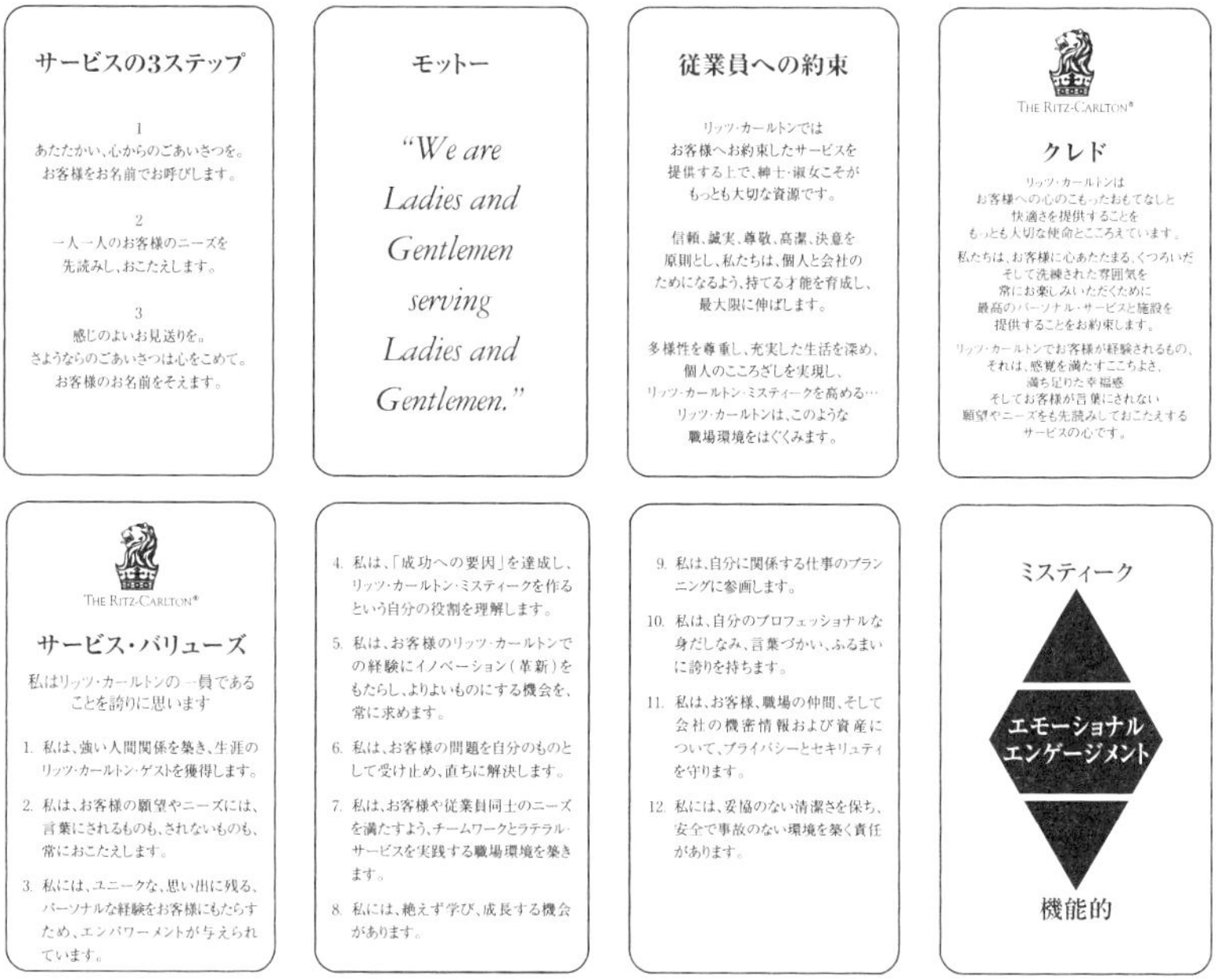
サービスの3ステップ
1
あたたかい、心からのごあいさつを。
お客様をお名前でお呼びします。
2
一人一人のお客様のニーズを
先読みし、おこたえします。
3
感じのよいお見送りを。
さようならのごあいさつは心をこめて。
お客様のお名前をそえます。
モットー
“We are Ladies and Gentlemen serving Ladies and Gentlemen.”
従業員への約束
リッツ・カールトンでは
お客様へお約束したサービスを
提供する上で、紳士・淑女こそが
もっとも大切な資源です。
信頼、誠実、尊敬、高潔、決意を
原則とし、私たちは、個人と会社の
ためになるよう、持てる才能を育成し、
最大限に伸ばします。
多様性を尊重し、充実した生活を深め、
個人のこころざしを実現し、
リッツ・カールトン・ミスティークを高める…
リッツ・カールトンは、このような
職場環境をはぐくみます。
THE RITZ-CARLTON®
クレド
リッツ・カールトンは
お客様への心のこもったおもてなしと
快適さを提供することを
もっとも大切な使命とこころえています。
私たちは、お客様に心あたたまる、くつろいだ
そして洗練された雰囲気を
常にお楽しみいただくために
最高のパーソナル・サービスと施設を
提供することをお約束します。
リッツ・カールトンでお客様が経験されるもの、
それは、感覚を満たすここちよさ、
満ち足りた幸福感
そしてお客様が言葉にされない
願望やニーズをも先読みしておこたえする
サービスの心です。
THE RITZ-CARLTON®
サービス・バリューズ
私はリッツ・カールトンの一員である
ことを誇りに思います
1. 私は、強い人間関係を築き、生涯のリッツ・カールトン・ゲストを獲得します。
2. 私は、お客様の願望やニーズには、言葉にされるものも、されないものも、常におこたえします。
3. 私には、ユニークな、思い出に残る、パーソナルな経験をお客様にもたらすため、エンパワーメントが与えられています。
4. 私は、「成功への要因」を達成し、リッツ・カールトン・ミスティークを作るという自分の役割を理解します。
5. 私は、お客様のリッツ・カールトンでの経験にイノベーション（革新）をもたらし、よりよいものにする機会を、常に求めます。
6. 私は、お客様の問題を自分のものとして受け止め、直ちに解決します。
7. 私は、お客様や従業員同士のニーズを満たすよう、チームワークとラテラル・サービスを実践する職場環境を築きます。
8. 私には、絶えず学び、成長する機会があります。
9. 私は、自分に関係する仕事のプランニングに参画します。
10. 私は、自分のプロフェッショナルな身だしなみ、言葉づかい、ふるまいに誇りを持ちます。
11. 私は、お客様、職場の仲間、そして会社の機密情報および資産について、プライバシーとセキュリティを守ります。
12. 私には、妥協のない清潔さを保ち、安全で事故のない環境を築く責任があります。
ミスティーク
エモーショナル
エンゲージメント
機能的

パッション（情熱）が必要なのだと思います。

このリッツ・カールトン・ホテルのクレド・カードを参考に、先生の医院でも「クレド」をつくってみてはいかがでしょうか？

ちなみに、クレドの作成・浸透をアドバイスしてくれる会社もあります（↓日本クレド株式会社 http://www.j-credo.com/）。同社では、クレドを導入するための研修やクレド作成のためのマニュアルなども販売されています。また、ホームページでは、クレド作成のためのテンプレートも無料でダウンロードできるので、活用をおすすめします。

4 情報へ投資して医院を加速させろ！

1　成功者のノウハウはカネを出して買ってしまえ！

「手っ取り早く医院の売上を上げたい！」という先生には、私は**「情報への投資」**をおすすめします。世の中には、ブッチギリで医院を発展させてきた、とんでもない先生がたくさんいます。そういう先生と付き合い、成功の秘訣を得ることで、医院は大きく発展します。

では、どのようにしてその先生から情報を得ればよいのでしょうか？

一番簡単な方法は**セミナーに参加**することです。成功している先生は、歯科医院経営などの分野でもセミナーを開催していることが多く、そのようなセミナーに参加して、ノウハウを盗んでしまうことが一番の成功への近道だと思います。

セミナー代3万円をケチっているようでは、成功はほど遠いでしょう。その3万円は何十倍、いや何百倍もの価値があるのです。

コンサルタントで有名なジェームス・スキナー氏は、次のようにいっています。

「望む結果をすでに得ている人を見つけて、それを真似ることで、何十年の努力を数時

間に短縮することができる」(『成功の9ステップ』ジェームス・スキナー著より引用)

もちろん、自分で成功してその成功法則を発見するのもよいでしょう。だが、成功者が時間をかけて発見してきたノウハウがあるのであれば、それをカネで購入してしまうほうが手っ取り早いはずです。

また、成功している先生は、意識の高い先生とばかり付き合っています。そうすることで、お互いが刺激を受け、さらに成功へ加速していくことになるからです。成功者はどんどん成功していくのです。

そのため、そのような先生が集まる場所に意識して足を運ばなければなりません。私がいつも仲良くしていただいている先生も、そのような場所を提供しているので、そのいくつかをご紹介しておきましょう。

●坂井秀明先生　日本歯科経営協会

大阪の寝屋川で開業されている坂井先生が開催している経営の勉強会。会員登録には、入会金・年会費は無料で、セミナーなどの案内を受けることができます。

→(http://www.happy-smile.com/)

●岩渕龍正先生(歯科コンサルタント)　地域一番実践会

歯科業界でカリスマコンサルタントと呼ばれる岩渕龍正氏の勉強会。弊社のクライアントも数多く参加されており、スタッフ教育、モチベーションアップ法などにも定評があります。→（http://www.consuldent.jp/）

●中野浩輔先生　歯科医院経営マーケティング協会「Doing」

岡山で開業されている中野浩輔先生が主催する歯科医院のマーケティングに関する勉強会。中野先生は、非常にマーケティングの勉強に力を入れており、私も勉強させられる部分が多くあります。実際に自分の医院で実践して成果を出しているだけに、説得力のあるコンテンツが魅力的。→（http://www.dental-ka.com/）

2　本は最高のローリスク・ハイリターン商品だ！

投資という話をすると、株式やら投資信託ということを思い浮かべてしまうのですが、一番効率のよい投資は**「自己投資」**です。自分に対する投資は、費用対効果が一番高いのです。しかも、一度身につけた知識は未来永劫失うことはありません。

私は平均すると、毎月10冊以上の本を読んでいます。そして、その読んだ本の中から毎月おすすめの1冊を、私の発行するメルマガでご紹介しているのですが、実際に購入している先生は5％にも満たないと思います。

しかし、**この5％が大きな差をもたらす**のです。

本は、1冊買ってもたった1500円程度です。たとえ10冊買っても1万5千円です。

私は、実際に本を書いて思うのですが、この1500円なんていう金額は、はっきりいって安すぎます。通常、本を1冊書き上げるには、200時間以上の莫大な時間がかかります。そして、本を書くような人は、社長や何らかの分野で実績を上げている時間単価の高い人たちです。

そんな人たちが、200時間以上も投下して書いているんです。それが1500円程度で売られていること自体、すごいことなのです。

確かに、中には内容の薄い本もあるでしょう。でも、そんな本は最後まで読まずに捨ててしまえばよいのです。本は、最初から最後まで読むものだと思っていたら大きな間違いです。そんなことをしていたら、内容の薄い本に出会ってしまった時に、大きな時間のロスとなってしまいます。

私は、いろいろなすごい人に出会う機会が多いのですが、「この人はすごい！」と思った人には、必ず「何かおすすめの本はありませんか？」と聞くことにしています。すごい人がおすすめする本は、良書である可能性がきわめて高いからです。

そして、迷わずにアマゾンでその本を購入します。アマゾンは、手に入れたい本のタイトルがわかっている場合には、非常に便利なツールです。書店で探すよりもだんぜんスピーディーです。

しかも、1500円以上であれば送料も無料。こんなに便利なツールは使わない手はあ

〔図表21〕　アマゾンでの表示例

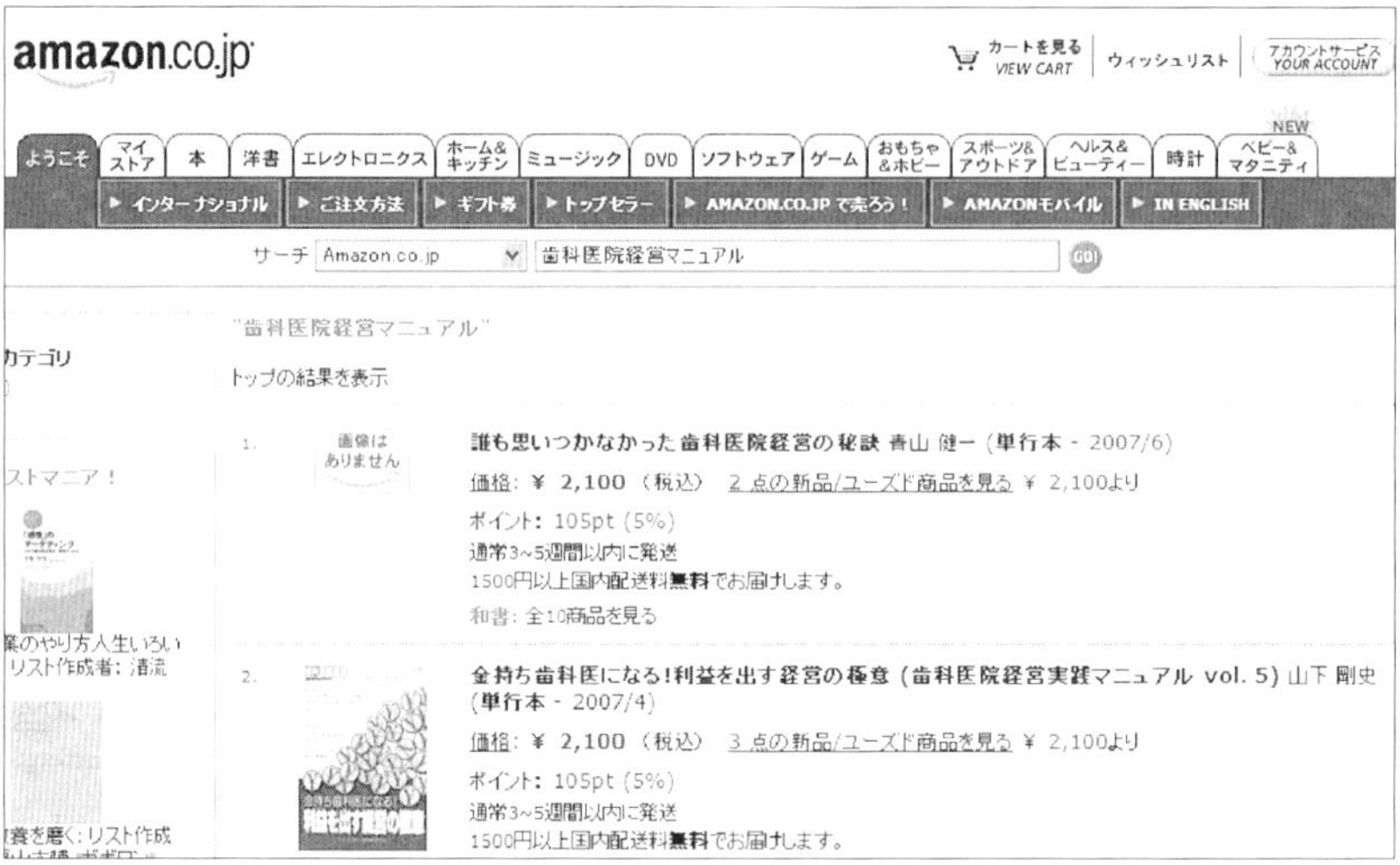

りません。

ただし、アマゾンにも欠点があります。それは**立ち読みができない**ことです。中身が見られないので、ごくまれに思っていた内容と違う本が届くことがあります。

「なか見検索」なんていう本の中身を数ページ見られる機能もありますが、どんな本か確認できるという点では、リアルの店舗にはかないません。そのため、本を買う場合には、アマゾンとリアルの店舗を併用することをおすすめします。

なお、本をたくさん読むためには「フォトリーディング」という手法があります。フォトリーディングを使えば、簡単にたくさんの本を読むことができるようですが、私はこのような手法は使いません。チャレンジしてみたことはありますが、どうもしっくりきませんでした。

私がおすすめする読書術、それは「速読」ではなく**「多読」**です。たくさん本を読むことで、本を読むスピードが上がり、さらにたくさんの本を読むことができるので、良書に出会う機会がそれだけ多くなります（「多読」については『レバレッジ・リーディング』（本田直之著／東洋経済新報社）という本を強くおすすめします）。

いろいろな文章に触れていくことで、知識が磨かれるだけでなく、文章の書き方も学ぶことができるのですから、読書をしない先生は大きな機会損失をしていると考えるべきでしょう。

私は、本書の執筆にあたっても、たくさんの本を読みました。1冊5万円以上もする教材も、迷わず買って勉強をしまくりました。もったいないとは思いません。その知識は一生の財産になるのです。

「読書」は間違いなく、最高のローリスク・ハイリターン商品です。

「どんな本を読んだらいいのかわからない」という先生は、なにはともあれ、私のホームページでご紹介している本を、片っ端から読んでみてください（私のおすすめ本のサイト→http://www.dentalkaikei.com/book.html）。

5　私がおすすめする設備投資――デジタルレントゲンとホームページ

1　デジタルレントゲンはメリットが多い

私が設備投資にお金を使うとしておすすめのツールは、デジタルレントゲン。デジタルレントゲンを導入することで、患者さんへのインパクトは大幅にアップします。2007年現在、デジタル加算が82点算定できるため、1日1枚撮っても1ヵ月20日稼動の場合、1ヵ月で1万6400円、1日5枚撮れば、年間約100万円のプラスとなります。

デジタルレントゲンは、リースでも十分にペイできると思います。現像液や廃液処理などのコストカットにもなります。さらに、医院が汚れる大きな原因は「現像液」ですが、デジタル化することで、クリーンな院内をキープできるというメリットもあります。

このように、最新の設備を導入し、患者さんにアピールすべきです。そして、患者さんに喜んでもらい、そのおひねりとしてお金をもらう――これが商売の基本なんです。

しかも、国金での借入れの場合、デジタルレントゲンについては、現在「IT資金の特別貸付」として、通常よりも低い利率で借入れすることができるのです。まだ導入をしていない先生は、ぜひ検討することをおすすめします。

2　ホームページは最強の広告ツールだ！

現在、歯科医院のもっとも費用対効果の高い広告媒体は**「ホームページ」**です。しかし、ホームページはただつくればよいというものではありません。戦略的に医院にきてもらえるような仕組みにつくり込むこと、そして、みんなに見てもらえるように、検索エンジン対策をすることが実は重要なんです。

私が最近、得意としている増患方法は、この「ホームページ」を使ったものです。はっきりいって、このホームページの戦略だけでも1冊の本が書けてしまうくらい、私はホームページの戦略には詳しいと自負しています。おそらく、私は日本一ホームページについて詳しい「税理士」でしょう。現に、クライアントの多くが、ホームページからたくさん患者を集めています。

現在、歯科医院の数は、全国で7万軒弱。しかし、その中でホームページを持っている医院は20％にも満たないのです。もし嘘だと思うなら、Yahoo!やGoogleで調べてみてください。たとえば「歯科　大阪」のキーワードでYahoo!検索をすると、大阪市の歯科のカテゴリーで281件、大阪府の歯科のカテゴリーですら614件（内281件は大阪市）しか登録されていません（2007年8月20日現在）。

もちろん、この中には、歯科医師会など歯科医院以外のものも登録されていますので、実際に登録されている歯科医院数はもっと少なくなるはずです。

〔図表22〕　YAHOO！での検索例

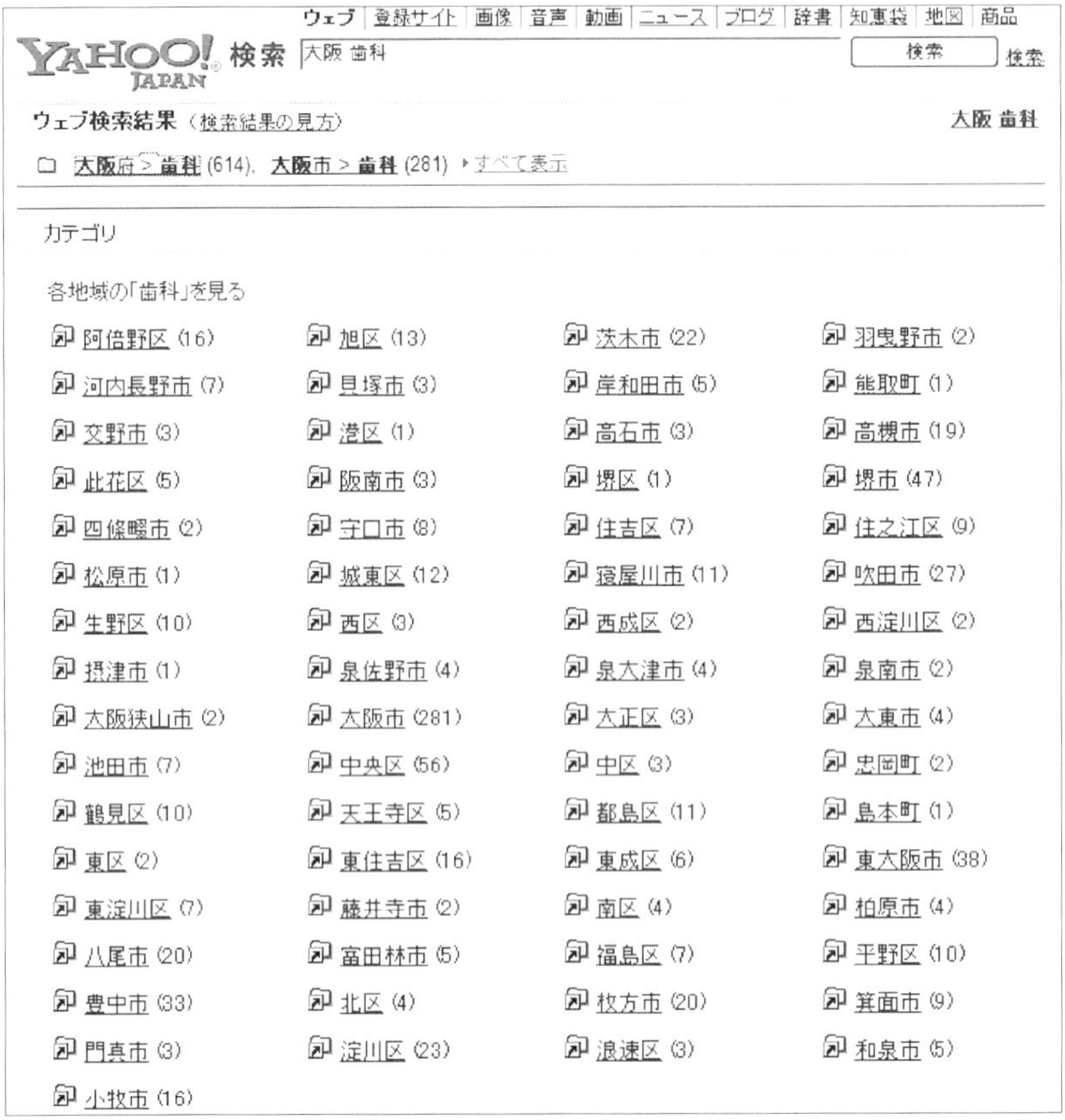

現在、大阪府には約5千件の歯科医院がありますから、これだけを見てもホームページを持っている歯科医院が20%にも満たないことがおわかりいただけるでしょう。

これだけ「これからの歯科医院にはホームページ戦略が必要ですよ」と、声を大にしていっても、まだつくっていない歯科医院が半数以上。その理由はいったい何だと思いますか？

私が思うに、ホームページが歯科医院に普及していない理由は次の2点でしょう。

①ホームページをつくったら、それを見て、変わった患者さんがくると思い込んでいる

②ホームページをつくるための時間とお金がないと思い込んでいる

ところが、実は、この2つは大きな勘違いなのです。

勘違いその1　ホームページを見て来院する患者さんは、ろくな患者さんがいない

ホームページを持っていない先生に「なぜ、ホームページをつくらないですか？」と聞くと、多くの先生は「いや〜、ホームページを見て来院する患者さんは、ちょっと変わった人が多いでしょう」といわれます。

確かに、中にはそんな患者さんがいないともいえません。しかし、ホームページからの来院者は、非常にデンタルＩＱの高い患者さんが多いのです。ホームページを見て来院する患者さんは、先生の医院をよく調べて、その上で先生の医院を選んでいます。つまり、来院したときからすでに先生の**ファン患者さん**になっているのです。

そのため、コンサルティングを行ってもスムーズにいきますし、自費への移行率も非常に高いのです。患者さんからすすんで自費を望むことも少なくありません。なぜなら、自費のよさを先生のホームページで見て、知っているからです。ホームページを持っていな

ければ、このような患者さんをみすみす逃してしまっている可能性が大でしょう。

勘違いその2　ホームページをつくるには、たくさんのお金と時間がかかる

多くの先生が、ホームページをつくるには、たくさんのお金と時間がかかると思い込んでいます。確かに、ホームページを外注に出せば、40万円くらいが相場といわれますからけっして安い買い物ではありません。

しかし、レセプトの単価を仮に1万3千円と考えても、40万円なら約30人でペイできます。実際には、自費に移行する患者さんが多いので、患者単価はもっと大きくなります。また、ホームページは、他の広告媒体と異なり、一度つくってしまえば、あとは年間のサーバー料やメンテナンス・保守費用くらいしかかかりません。年間で3万円もあればお釣りがきます。

ということは、5年で考えた場合、ホームページに必要なトータルの経費は55万円（40万円＋3万円×5年）。5年で55人。つまり、1ヵ月1人ホームページから来院すれば、十分にペイする計算になります。

基本的なコンテンツさえ大きく外さなければ、1ヵ月1人なんて、はっきりいって楽勝です。私のクライアントは、多い医院で月に20人以上、平均すると10～15人の新患がホームページ経由になっています。

　また、どうしても費用を削減したい場合には、自作すればよいでしょう。ちなみに、私のホームページもほとんど自作です。ホームページの「ホ」の字も知らない私ですらつくれたのですから、先生にできないわけがありません。

　ただし、**私はあまり自作をおすすめしません。**なぜなら、自分で作成するとどうしても時間がかかってしまうからです。時間がかかってしまうと、作成している途中で挫折してしまう可能性が高くなります。やはり「餅は餅屋」で、「ホームページはホームページ屋」に任せてしまうほうが、結果的に安くてよいものができます。

3　ホームページの価値の算式とは？

　まず、ホームページの価値は**【信頼度×アクセス数】**で表されます。これは、掛け算であって、足し算ではありません。信頼度がすごく高くても、アクセス数がゼロであれば、そのサイトの価値はゼロ。逆に、アクセス数は非常に高くても、そのサイトの信頼度がゼロであれば、これまたこのサイトの価値はゼロというわけです。

　つまり、ホームページを作成する上では、**この両者を並行して高める努力をしなければなりません。**

　アクセス数を上げるための代表的なものが「ＳＥＯ（エス・イー・オー）」と呼ばれるもの。ＳＥＯとは、「サーチエンジン最適化」の略で、サーチエンジンの上位に自分のWebページが表示されるように工夫することをいいます。

Yahoo!やGoogleなどの検索エンジンで上位に表示されるためには、その検索エンジンに「このサイトは、ユーザーにとって有益だ」と思われる必要があります。つまり、サイトを巡回しているロボットに「このサイトは価値が高い」と思わせることが重要です。

検索エンジンによって、この判断基準は異なりますが、どの検索エンジンにも共通しているポイントがあります。それをホームページに反映させることで、上位に検索表示させることができるというのです。

それでは、誰にでもできる簡単なSEO対策を2点だけお教えしましょう。

①タイトルに重要キーワードを入れておく

まず、どの検索エンジンについてもいえることとは、**タイトルを非常に重要視する**ということです。そのため、タイトルには絶対に検索されたいキーワードを入れておかなければなりません。しかし、このタイトルに重要なキーワードを入れていないホームページが結構あります。

とくに、外注に出した時に顕著に現れます。ホームページを外注に出せば、ほとんどの業者が、タイトルに診療所名だけを入れます。たとえば、山下歯科医院のホームページのタイトルは、「山下歯科医院」になっています。

しかし、「山下歯科医院」なんてとっても超ニッチなキーワードで、検索されることなんてあるでしょうか？

あり得ません。

たとえば、ソニーやトヨタなどの有名企業なら話は別ですが、通常、検索する時には「大阪　歯科」などで検索するのが一般的です。それならば、タイトルは「大阪の歯科医院山下歯科医院」としておけば、タイトルに検索キーワードが入っていますので「大阪　歯科」で検索した時には、上位に表示されます。

しかし、なぜプロのホームページ業者がこのようなことをしていないかというと、ホームページを作成するWEBデザイナーに、このようなＳＥＯの勉強をしていない人が多いからです。このような業者に作成されたサイトは、本当にもう悲惨な目に遭います。

ホームページを外注に出した先生は、タイトルをこのように変更するだけで、検索順位はぐっと上がります。なお、タイトルの文章は、画面上で見ると〔図表23〕の丸の部分になります。私のサイトの場合、実際は「デンタルクリニック会計事務所」のサイトなのですが、タイトルは「歯科医院開業.com」としています。サイトのつくりも、あたかも会社名が「歯科医院開業.com」であるかのように作成しています。

私の場合、新しくクライアントになる先生は、新規開業の場合が多いため、「歯科医院開業」で上位表示させるため、タイトルを「歯科医院開業.com」にして、順位を上げて

〔図表23〕　ホームページのタイトル例

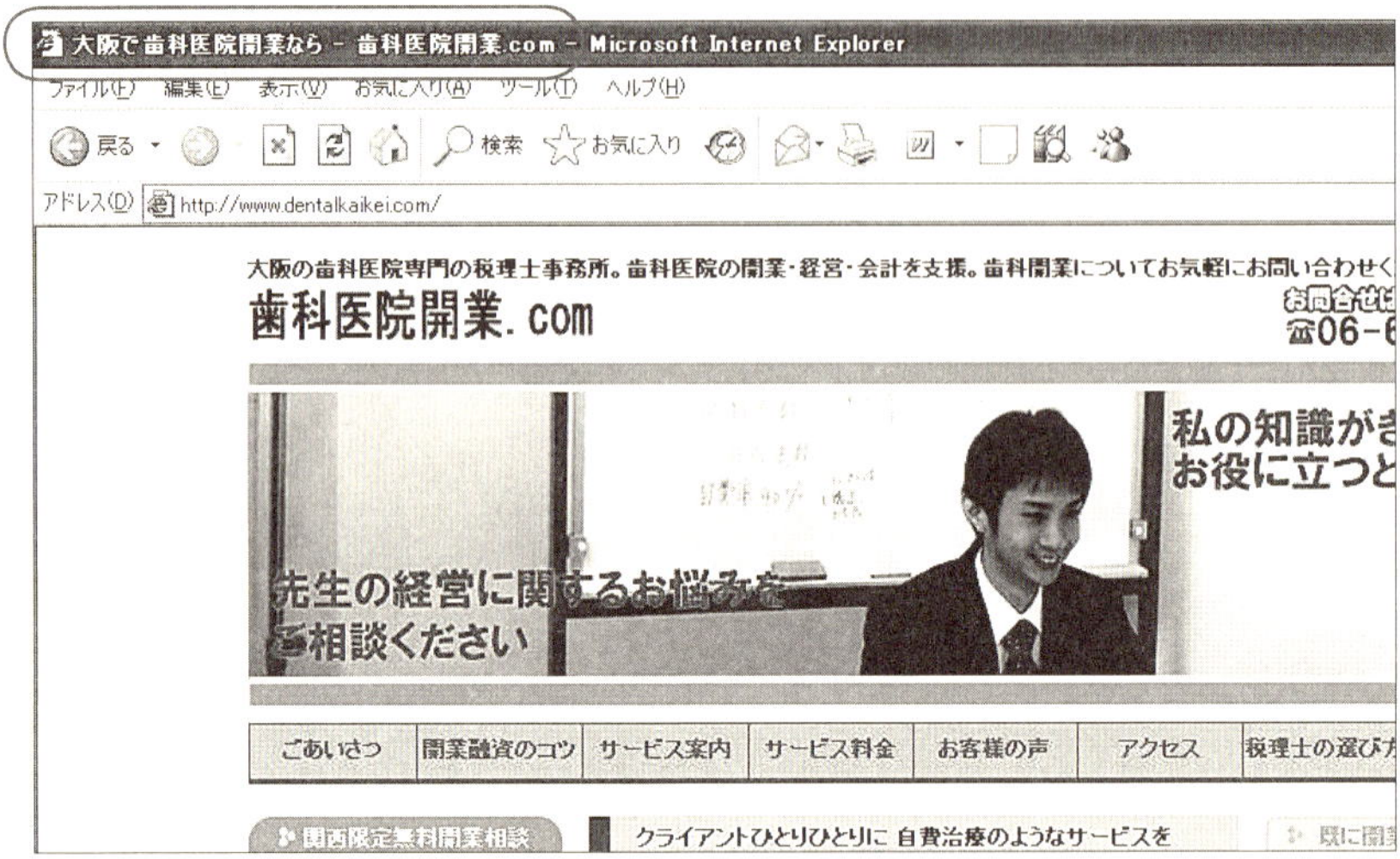
大阪で歯科医院開業なら - 歯科医院開業.com - Microsoft Internet Explorer
ファイル(F)　編集(E)　表示(V)　お気に入り(A)　ツール(T)　ヘルプ(H)
戻る　検索　お気に入り
アドレス(D)　http://www.dentalkaikei.com/
大阪の歯科医院専門の税理士事務所。歯科医院の開業・経営・会計を支援。歯科開業についてお気軽にお問い合わせく
歯科医院開業.com
私の知識がき
お役に立つと
先生の経営に関するお悩みを
ご相談ください
ごあいさつ
開業融資のコツ
サービス案内
サービス料金
お客様の声
アクセス
税理士の選び方
関西限定無料開業相談
クライアントひとりひとりに 自費治療のようなサービスを

いるわけです。

SEOに力を入れているサイトかどうかは、実はこのタイトル部分を見るだけでわかります。

ただし、いくらキーワードを入れたほうがよいといっても、タイトルを「大阪・京都・兵庫・奈良・和歌山・滋賀からの患者さんがいらっしゃいます。矯正歯科・審美歯科・インプラント・小児歯科・予防・ホワイトニングなら山下歯科医院」とやってしまうと、タイトルがそのように表示されてしまい、非常に不恰好になり、スパム行為とみなされる可能性があるのでおすすめしません。

キーワードは、重要と思われるものに絞り、それを組み合わせてタイトル文章を考えるのがよいでしょう。

②価値の高いサイトからリンクされているサイトは高ポイント

次に、ＳＥＯで欠かせないのが**被リンク数**。被リンク数はタイトルと同じくらい重要なポイントとなっています。

被リンク数とは、他のサイトからリンクされている数のことをいいます。こちらからいろいろなところにリンクしても、あまり効果はないのですが、いろいろなサイトからリンクされているホームページは、優秀なホームページと見なされ、ランクが上がる仕組みになっています。しかも、ランクの高いサイトからのリンクは非常に効果的です。私の場合、大手の「オールアバウト」というサイトからリンクをされています。

ランクの低い小粒サイトからいくつものリンクを集めるよりも、このような大きなサイトからリンクされるほうがポイントは高くなります。しかし、大手のサイトからリンクを受けることは超困難。何のノウハウもなしに、オールアバウトのような大手サイトからリンクを受けることは、まず不可能だと考えてよいでしょう。

そこで、私が一番おすすめしているのが「Yahoo!」からのリンクです。「Yahoo!」からリンクを受けるためには、**「ビジネスエクスプレス」**というサービスを利用します（http://bizx.yahoo.co.jp/）。

ビジネスエクスプレスは、５万２５００円必要になりますが、かなりの確率で「Yahoo!」からリンクを受けることができます。ちなみに、日本の検索エンジンのシェアは、ダン

〔図表24〕　オールアバウトの場合

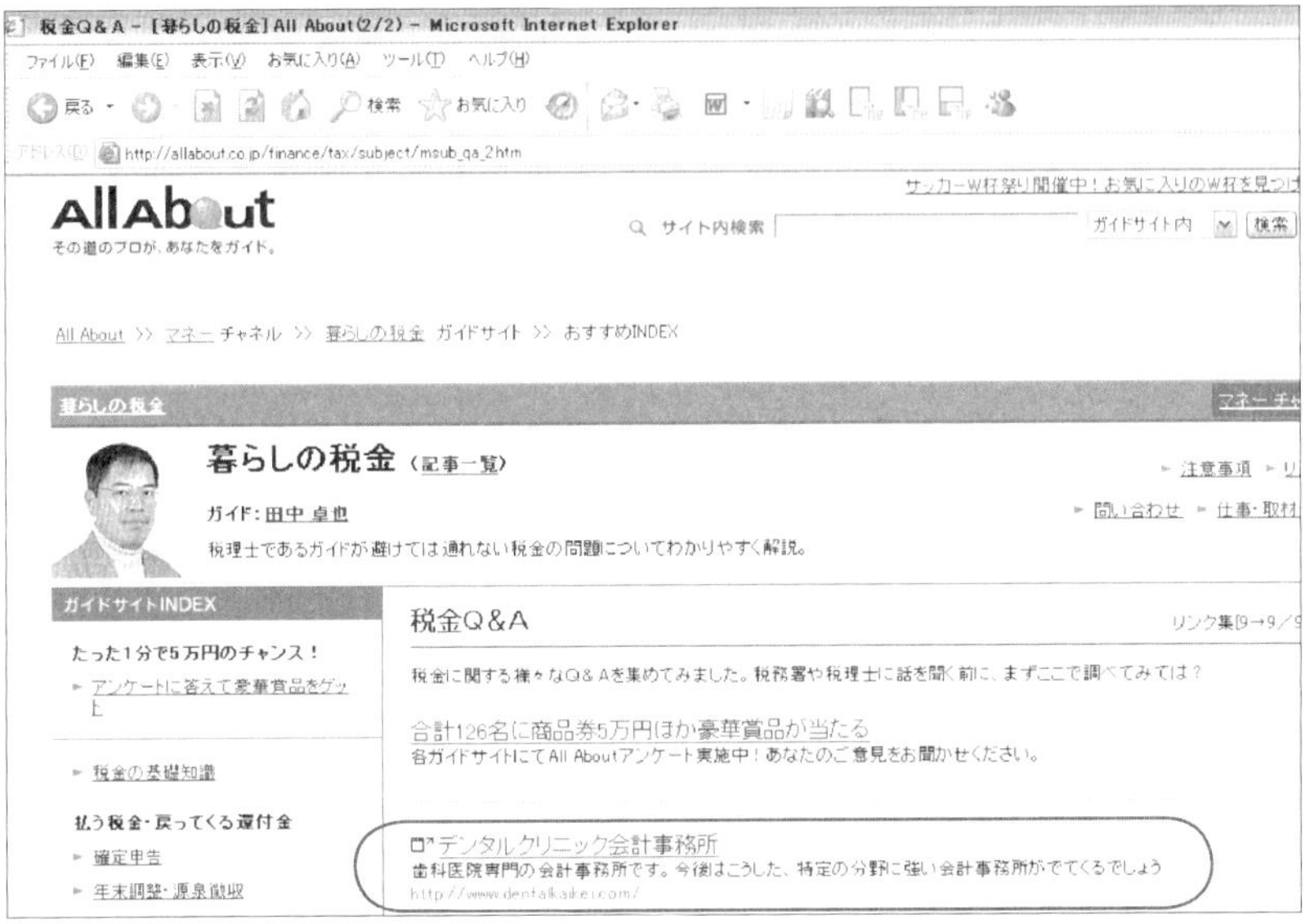

（オールアバウト　http://allabout.co.jp/）

トツで「Yahoo!」なので、「Yahoo!」で検索されたときに上位に表示されないのは致命的です。

そのためにも、「Yahoo!」への登録は必須で、重要度でいえば**超Sクラス**です。

また、ホームページの各サイトから、「トップページへ戻る」のボタンをつくっておくことも重要です。こうすることで、トップページがそれぞれのページからリンクを貼られていることになるので、サイトのランクは上がります。

これからの歯科医院は、このように、ホームページをうまく活用して患者さんを増やしていただきたいと思います。

6 医院を飛躍的に成長させる3ステップ

★ステップ１：院長不在でも回る仕組みをつくれ！

個人のバケツに流れ出てくるお金は、すべて医院のバケツから流れ出します。
そのため、個人のバケツのお金を増やそうと思えば、医院のバケツの「入り」を増やして「出」を減らさなければなりません。

しかし、もし明日先生が病気で寝込んでしまったらどうなるでしょうか。医院のジョウロからのお金はストップしますが、経費の蛇口からはお金が流れ出すため、数ヵ月後には医院のバケツは空っぽになってしまいます。

とくに、個人の歯科医院の場合、院長のマンパワーで成り立っている医院が多いため、もし院長が診療できなくなったとしたら、医院のお金は非常に危険な状態に陥ってしまいます。歯科医院は「院長が動いて何ぼ」の商売なので、院長の不在は大きなダメージを受けます。

現在は、歯科医院でもフランチャイズのようなものができているようですが、私の個人的な意見では、歯科医院のフランチャイズはうまくいかないと思っています。その大きな理由は、患者さんはほとんどの場合、「先生の医院のブランド」についているのではなく、「先生自身」についているからです。

ホームページや看板、フリーペーパーなど、たくさんの広告媒体がありますが、今でも一番有効な広告媒体は「口コミ」であることは間違いありません。その口コミの対象となるのは、医院のブランドなどもあるかもしれませんが、やはり院長先生の人柄・治療技術などがほとんどです。

院長先生が急な体調不良などで、代診のドクターにすべてを任せたりすると、収入は半分以下になるということも珍しくありません。そのため、ある程度の規模になってくれば、次のステップとして**「院長がいなくても回る歯科医院」**づくりをしていかなければならないのです。

私の経験では、スタッフ数が増えて、年間の収入が7千万円を越えてきたあたりが、院長ひとりで診療をするスタイルから脱却しなければならないポイントになります。

収入が7千万円を超えてくると、1日が終わるとヘトヘトになってしまいます。このような兆候が現れれば、それは**「早く代診ドクターを雇って院長不在でも回るシステムをつくりなさい」**という天からのお告げなんです。

先生がいなくても歯科医院経営が成り立っていくためには、スタッフ教育、とくに代診ドクターの教育が必須となってきます。これは非常に時間がかかり、労力も大変なものとなります。

しかし、これは医院を大きくするためには避けては通れない道です。いきなり院長の右腕となる代診ドクターを見つけるのは非常に難しいので、ゆっくりと時間をかけて教育していくしかありません。

ところがです。

「やっと育ってきたな〜。やっぱり雇って正解だったな！」と思っていると、ある日、院長室のドアをコンコンと叩く音が聞こえます。入ってきたのは、毎日院長の右腕として活躍してくれている代診のドクター。そして、こういいます。

「院長、ちょっとお話が……」

それからというもの、院長室のドアを叩く音が聞こえるとドキッとしてしまう——このような経験はないでしょうか？

優秀なドクターであればあるほど、自分の技術を試してみたいと思い、医院を辞めて自分で開業してしまいます。

そうならないために、しっかりとしたインセンティブと、ずっと医院に残って診療を行うことのメリット、そして院長の夢をドクターに啓蒙してあげなければなりません。歩合給を導入したり、退職金規定を整備したり、福利厚生を充実させたりすることも、考えていかなければならないでしょう。

しかし、開業する代診ドクターを責めることはできません。なぜなら、院長も昔はそうやって独立開業したんですから。かといって、こうしたことを恐れて代診ドクターを雇わず、院長ひとりで診療をしていたのではダメです。人に任せられるシステムがないと、一定規模以上には絶対に大きくならないからです。

★ステップ2：保険に依存しない診療を目指せ！

私のクライアントに、保険診療を一切せずに自費診療だけで経営をしている先生がいます。保険診療を一切行わないため、患者さんの数は非常に少ないのですが、その分単価が大きいので、非常に効率のよい経営をしています。

しかし、いきなり保険を返上して自費だけに特化してしまうというのは、非常にリスクが高くおすすめしません。さらに「あそこの歯科医院は高いよ」という噂が立とうものなら、取り返しがつかなくなってしまいます。

やはり王道は、患者さんとある程度の信頼が生まれてきてから、コンサルティングでうまく自費に移行していく方法です。

国はこれからも保険点数を下げてくるでしょう。そんな国の制度である「保険診療」に依存しすぎるのは、非常に危険だといえます。そのため、自費率のアップは、すべての歯科医院にとって重要な課題となってきます。

〔参考〕　A3ノートを活用した目標項目の列挙法

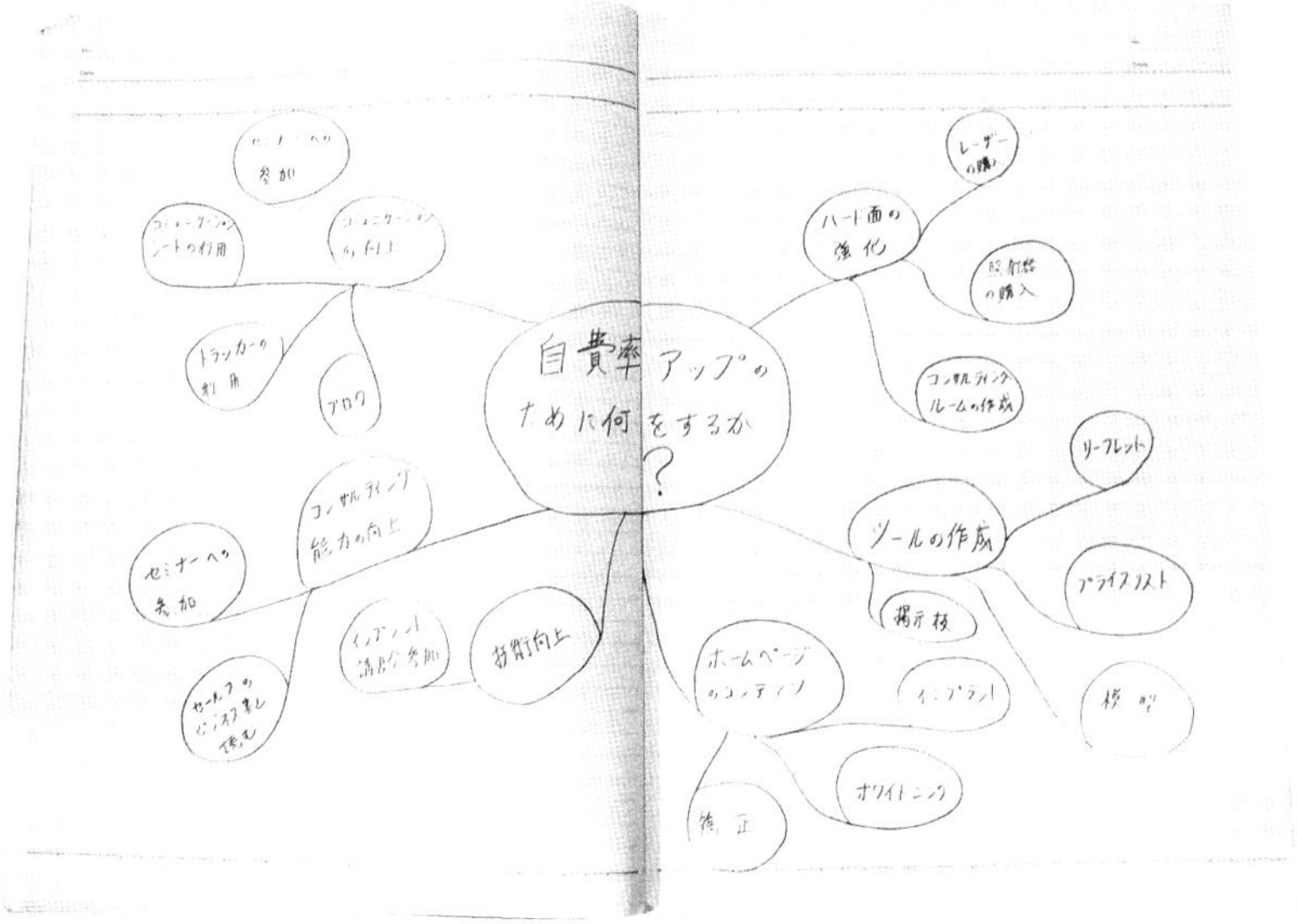

ところが、自費を上げることが大切なのはわかっていても、多くの先生は、そのために何をすればよいのかがなかなか思い浮かばないのではないでしょうか。

そんな時に、私がおすすめしているのが、とにかく思いつく限りのことを、A3のノートに列挙する方法です。

A3ノートの見開き2ページを使って、どのようなことをしていけば自費が上がるのか、仮定でけっこうなので、思いつくままに書いていきます。書いて書いて書きまくるのです。そして、その中から、今月実行する項目を2つ決めます。

それを**「自費率アップ向上目標」**と

して、スタッフにも発表します。ミーティングなどで目標項目を決めるのもよいでしょう。1ヵ月に2つでも、年間で24個も改善されることになるので、取り組んでみる価値は十分あります。

★ステップ3：分院展開を視野に入れろ！

規模が大きくなってくれば、分院展開を行うことも視野に入れるべきです。ひとつの医院を大きくできる先生は、基本的に医院経営の能力が高いはずです。そのため、ハコをもうひとつ増やせば、収入も倍になるという計算になります。

ところが、この分院展開はけっこう難しいものがあります。なぜなら、前にも述べたとおり、**患者さんは医院ではなく院長につく**からです。ですから、分院をつくる上で一番大切になるのは、立地でもチェアの台数でもありません。**分院のトップになる分院長にカリスマ性**があるかないかです。

カリスマ性のある分院長がいない場合には、分院展開は失敗する確率が高くなります。ここでもやはり、院長の右腕となるドクターの育成が、非常に重要なことがおわかりいただけるでしょう。

また、分院を展開することで「ヒト」「モノ」「カネ」といった経営力が分散してしまうため、1医院ではうまくいっていても、分院展開することでうまくいかなくなるという例もあります。

その上、院長の目が届かないことが多くなって、お金のトラブルなどが発生することがあり、そうした点にも注意が必要になってきます。

いずれにしても、分院展開を行う場合には、本院との立地が近いところを選び、分院長や分院スタッフとこまめに連絡をとるように心がけることです。

実際、医院の収入は、最終的にはチェアの台数によって決まってきます。チェアを入れるスペースがなくなって、今以上に収入を増やしたければ、自ずと分院展開や移転などの選択肢が上がってきます。

もちろん、分院展開すれば、新たに借入れも起こさなければならないかもしれません。この時に「今から借入れをして、分院展開する必要があるのか?」と思ってしまうことでしょう。

その時は、夢のバケツを考えればよいのです。夢にそれほどお金を使わないのであれば、そもそも分院展開する必要は生じません。しかし、夢の達成に大きなお金が必要になるのであれば、分院展開によりどれくらいのお金が残ってくるのかなどを計算しなければならなくなります。

第4章

ドクターのお金を増やすにはどうする?

1 なぜドクターのお金が残ってこないのか？

医院のバケツから流れ出た生活資金は、個人のバケツに入ります。しかし、なぜか**個人の通帳にいつもお金が残ってこない……。こんなこと、ありませんか？**

個人の通帳にお金が残っていない理由は2つしかありません。ひとつは、**医院から入ってくる生活資金が不足している**こと、そしてもうひとつは**個人で使う生活費などの支出が多すぎる**ことです。

個人のバケツにお金が残っていなければ、夢のプールのお金は増えることはありません。そのため、先生は歯科医院のバケツを増やすことを考えるだけではなく、個人のバケツのキャッシュも最大化する努力をしなければならなくなります。

医院からの生活資金を増やすための方法は前章で述べましたが、いくら医院からの生活資金が多くても、個人のバケツの蛇口からお金がじゃじゃ漏れになれば、個人のバケツにお金なんて残りっこありません。

そのため、まずは個人のバケツから出て行くお金をチェックする必要があります。個人の支出をチェックする一番のツールは**家計簿をつけること**です。

非常に原始的なやり方なのですが、これがけっこう効くのです。家計簿は、言い換えれば**「個人版のキャッシュフロー計算書」**といっていいでしょう。家計簿をつければ、毎日いったい何にいくら使っているのか、どれだけのお金が残ってくるのかを把握することができます。これはもちろん、配偶者に記入してもらってもかまいません（家計簿を毎日つける作業はけっこう面倒なので、家計簿をつけていない場合は、配偶者の機嫌のよいときに上手にお願いすることがポイントです）。

家計簿をつければ、ムダな支出（医院のキャッシュフロー計算書でいうところの経費）が浮かび上がってきます。そして、ムダな支出がわかれば、それを改善していくことで個人のキャッシュは最大化されます。

では、家計簿をつけることで、先生はどのような支出を削減することができるのでしょうか？

このような話をすると、必ず「昼食代を少し下げる」「電気代を節約する」「タバコをやめる」などの経費削減案が出てきます。しかし残念ですが、このようなちっぽけな改革では、個人のバケツのお金はほとんど改善されません。もっとダイナミックな改革が必要なのです。

では、そのダイナミックな改革とは何でしょう。私なら**「車両関連費」「生命保険」「住宅」**の3点を見直してみます。

2 車両関連費を見直してみる

私は、毎月多くのクライアントの医院を訪れるにもかかわらず、車は持っていません。なぜなら、ほとんどの歯科医院は駅の近くにあり、電車を使うほうが効率的だからです。

一昨年までは、私も車を所有していましたが、年間のコストを考えてシミュレーションしてみると、非常にムダの多いことがわかり、年末に売却しました。車での移動は非常に時間のムダが多いのです。車を使って移動をすれば、渋滞や事故など予期せぬトラブルに巻き込まれてしまう可能性が高く、クライアントに迷惑をかけてしまいます。

その点、電車はほとんど時刻どおりに走っています。私は、クライアントを訪問する場合には、必ず**「Yahoo! 路線情報（http://transit.yahoo.co.jp/）」**というサイトをチェックしています。Yahoo! 路線情報に、出発駅・到着駅・到着時刻を入力すれば、何時に事務所を出ればよいのかを教えてくれます。これにより、移動の時間のムダをなくすことができるのです。

車両は事業用にすれば、経費に計上できることも確かですが、それだけのキャッシュのアウトが生じてしまいます。

私の事務所がある梅田近辺は、駐車場代が本当に高いんですよ。月4～5万円が相場なのです。それに車検・税金・保険を加え、ガソリン代を考えると、たまに使用するぐらいであれば、その時だけレンタカーやタクシーを利用したほうがはるかに効率的です。アメリカやヨーロッパでは、レンタカー産業が非常に発達しており、日本のように「一家に1台マイカー」という感覚はありません。

生活上どうしても必要な場合は別として、週に一度程度しか乗らないのであれば、一度本当に必要なのかどうか検討してみるとよいでしょう。年間の車両関連費を計算してみて、それに見合うだけの価値があるかどうかを考えてみることです。

しかし、長年車を所有していると愛着も湧き、いざ手放そうとする時に非常に勇気が必要になります。私の場合も「本当に売ってしまっていいのだろうか？」と、直前まで迷っていましたが、現在、車がなくて不自由なことはほとんどありません。都会にいれば移動は電車で十分です。必要な時だけレンタカーを借りたり、タクシーを利用したりすれば事足ります。とはいっても、いきなり車を手放してくださいといっても抵抗があると思うので、車両関連費の中でも、削減できるところを削減していただければよいでしょう。

1　自動車保険は必ず見直そう！

車両関連費の中で、一番見直しが簡単なものは「自動車保険」です。自動車保険に限らず、保険は一度加入したら見直さない先生がほとんどです。そのため、見直してみるとムダが見つかることが少なくありません。

自動車保険は基本的には「掛け捨て」です。そのため、他に有利な保険があれば、変更をしたほうがいい場合が多々あります。自動車保険を見直す時におすすめのサイトは、**「NTTイフ」(http://www.nttif.com/CAR/)**です。

条件をチェックしていけば、主要な損害保険会社8社の見積り比較が画面上で表示されます。そこに、先生自身の自動車保険の証書を用意して条件を入力していけば、現在よりも安い保険会社が見つかる可能性があります。車の頻度や条件も、加入時と変わっているかもしれないので、場合によっては保険料が大幅に削減できる可能性があるのです。

また、インターネットからの申込みであれば、数千円の割引が受けられるほか、NTTイフを通じて契約すれば、鍵の閉じ込みやパンク、バッテリートラブル、ガス欠、レッカーなどのロードサービスが無料で受けられるので、JAFの会費も不要になります。一度検討してみる価値はあるでしょう。

2　車両は下取りよりも売却が有利？

通常、自動車を買い換えようと思えば、古い自動車は下取りになります。しかし、この下取り価額は適正かどうか疑ってかかるべきです。買い換えをする場合には、どうしても新しい車の購入価額に目がいき、下取り車の価額は二の次になってしまいがちです。

しかし、この下取りされた車両はどうなるかご存知でしょうか。

通常は、中古車ディーラー間のオークションに出され、それにディーラーの利益を上乗せして中古車市場に出回ることになります。

最近は、下取りという形態ではなく、中古車買取業者も増えてきました。下取りの場合、新しい車の購入価額を交渉するので、下取り価額まで交渉できないことが多いのです。中古車買取業者に売却するのであれば、売却価額を交渉でき、新しい車を買うときにもディーラーと交渉できます。

ちなみに、中古車の買い取りは、交渉次第で大幅に金額が変わります。

私の場合、交渉により、最初に提示された金額よりも20万円以上高く売却することができました。交渉の際のポイントは、①交渉の相手はロボットではなく、感情を持った人間であるということ、②ある程度の妥協点はどこか最初に決めておくこと――この2点を押さえておくことが重要です。

なお、売却のタイミングは、4月もしくは10月頃がベストです。中古車買取業者の決算はほとんどが3月なので、決算・中間決算である3月と9月には、売上を増やすため在庫を吐き出します。そのため、翌月である4月と10月にたくさん仕入を行うことが多く、買い取りの価額も上がるというカラクリなのです。

3 ムダな生命保険は解約しろ！

次に、大きく削減できるものが**生命保険**です。多くの先生が生命保険に加入していますが、加入後、見直しもせず、ムダな生命保険に加入し続けていることがほとんどです。

とくに、個人医院の先生ともなれば、保障額も一般のサラリーマンに比べて高額になっています。しかし、先生に問いたいのです。

「本当にそれだけの保障が必要なの？」

保険は、人生で2番目に高い買い物だといわれます。しかし、保険はいろいろな種類があり、どんなものに加入すべきかよくわからないため、保険の営業マンがすすめるものを、「じゃあそれでいくよ」と、無条件で購入してしまう先生が少なくありません。

もちろん、加入した時点ではその保険でよかったのかもしれません。しかし、保険は万が一のためのものですので、先生のライフステージが変化すれば、生命保険もそれに伴って見直す必要が生じてくるでしょう。

保険の営業マンが**「先生、もうそろそろ保障も必要がなくなってきたので、保険を解約しましょう！」**なんていってくれることは絶対にありません。

中には保険を使って、「万が一の保障」と「貯蓄」を同時に行っている先生もいます。保険は万が一のための保障をするものであり、貯蓄を保険で行うというのは、根本的に考え方がずれています。

たとえば、事業で借入れがあるからということで、たくさんの保険に加入している先生。通常、借入れを行う場合には「団信」と呼ばれる保険に加入しており、先生に万が一のことがあれば、この団信をもって借入れはチャラになることはご存知でしょうか。また、ある程度の貯蓄ができているのであれば、そもそも保険など不要な場合すらあります。

そのため、保険は定期的に見直す必要があるのです。とはいえ、自分で見直そうと思っても、保険の仕組みがかなり複雑なので、プロに相談すべきです。その場合に相談に乗ってくれるのが、顧問の税理士さんやファイナンシャル・プランナー（ＦＰ）と呼ばれる職業の人です。

ところが、ＦＰにも得意不得意があります。保険の見直しを行ってもらう場合には、保険に詳しいＦＰにお願いすることです。実は、私もＦＰの資格を持っていますが、保険についてはあまり詳しくありません。ＦＰにも得意分野があり、私はクライアントさんの保険については、提携している保険に精通しているＦＰを紹介しています。

ムダな保険を解約することで、個人のバケツのお金は大きく改善される可能性があります。先生も、ぜひこの機会に一度検討してみるとよいでしょう。

4 住宅は購入がいいか？ 賃貸がいいか？

保険が人生で二番目に大きな買い物であるならば、では一番大きな買い物は？

それは**「住宅」**です。

私は、よくクライアントから「自宅を購入しようと思うのですが……」という相談を受けます。

確かに、マンションの家賃を払い続けても、結局手元には何も残りません。購入してしまえば、ムダな家賃を払い続ける必要はなくなるので、将来的に見れば、購入のほうが有利のように思われます。しかし、私はだんぜん**「賃貸」**をおすすめしています。

なぜでしょうか。

たとえば、アメリカでは、生涯ひとつの家に住み続けるというのは非常に珍しいそうです。アメリカ人はライフステージに応じて家を住み替えるからです。必要な部屋数や広さは、ライフステージに応じて変化します。

子どもができれば子ども部屋が必要になるし、子どもが結婚などで家から出て行けば、部屋が余ってしまいます。そのため、ライフステージの変化に対応して住宅も買い換えるので、非常にムダがないのです。

また、アメリカでは住宅が中古であっても、それほど価値が下がりません。逆に、建てた時よりも高く売れる場合さえあります。そのため、アメリカ人は買い換えを考えて、住宅の手入れを欠かさないのです。

ところが、日本の場合には、多くの人が生涯ひとつの同じ家に住み続けます。途中で買い換えるということはあまり考えていません。しかも、日本の場合、建物の価値は中古になると著しく下落するケースが多いため、住宅の買い換えはあまりメジャーにはなっていないのです。

しかし、これが賃貸であれば、どうでしょう？

賃貸であれば、それぞれのライフステージに合わせた部屋を借りることができますから、ムダが少なくなります。

さらに、持ち家になると、不動産取得税や固定資産税などの税金、修繕費などの費用が、購入後も毎年発生します。それ以上に大きいのは、住宅ローンとその金利です。

たとえば、5千万円の住宅を購入したとします。頭金を1千万円入れて、残りは元金均等返済の35年ローンを組んで、金利は3％の固定金利。そうすると、35年間の金利はいくらになるでしょうか？

この場合の金利のトータルは、なんと**2096万円**にもなるのです。借入額は4千万円なのに……です。つまり、この場合、借入金額の約半分が金利の支払として発生していることになります。

では、もし今手元に5千万円があったとしたら、これを全額住宅に突っ込んでしまえば、住宅ローンの金利を支払わなくてよいので、賃貸よりも有利になるでしょうか？

答えは**NO**です。

もし5千万円ものキャッシュがあるのであれば、これを10％の複利で運用できれば、35年間で5千万円は20倍以上になります。つまり、たとえ今、現金で5千万円があっても、それを住宅に突っ込むのではなく、資産運用で増やすという発想をもつべきです。そうすれば、かなりのお金が浮いてくる計算になります。私が賃貸を推奨する一番の理由がここにあるのです。

しかし、問題は**「毎年10％の資産運用なんて可能なのか？」**ということです。

この問題に対して、私は声を大にしていいたい。

「一生懸命資産運用の勉強をすれば、年10％の運用なんて楽勝だ！」

では、このお金を増やすスキル「資産運用」について、次章以降でその基本を勉強していきましょう。

第5章

ドクターのための資産運用入門

1 日本人はどうして資産運用の勉強をしないのか?

夢のプールのお金を増やすには、**①歯科医院のキャッシュを増やし、②個人のキャッシュを最大化し、③残ったお金を資産運用で増やしていく**ことが大切だと述べてきました。

開業している多くの先生は、歯科医院のキャッシュを増やす方法を、それこそ必死で考えています。どうすればもっと患者さんがきてくれるのか、どうすればもっと自費率が上がるのか、そして、どうすればムダな経費や税金を少なくすることができるのかを、必死で考えています。

ところが、**「どのようにすれば賢く増やせるのか」**について考える先生はほとんどいません。先生が働いてお金を増やすのではなく、お金に働いてもらってお金を増やす――これは『金持ち父さん貧乏父さん』の著者、ロバート・キヨサキ氏が提唱するもので、このお金に働いてもらってお金を増やす方法のことを**「資産運用」**といいます。

私は、すでに何年も前から資産運用を勉強し、自分で実践してきました。なぜなら、**銀行や郵便局の金利があまりにも消費者をバカにしすぎている**からです。

現在、日本の金利は0・5%。世界的に見てこの金利はどう考えても低すぎます。

日銀は「1991年から2004年までに失われた金利は304兆円」と発表しました。

つまり、1991年の家計の受取利子額が2004年まで続けば、304兆円のお金、1世帯当たりにして約600万円の利子収入が入っていた計算になります。

そして、2006年7月、日本はついにゼロ金利を解除しました。しかし、現在の金利は約0・5%。**「おい、ふざけるのもいい加減にしろ！」**といいたくなります。私からいわせてもらえば、0・5%の金利なんてゼロ金利と同じです。国民をバカにするのもいい加減にしてほしいものです。

たとえば、毎年100万円ずつ、利率0・5%で複利運用した場合、20年後には約2千100万円になります。ところが、毎年100万円ずつ、利率10%で複利運用できれば、20年後にはなんと約6千300万円になるのです。

ちなみに、10%の運用利回りというのは、世界ではそれほど珍しくありません。日本にいれば、10%と聞くと「そんなおいしい話があるのだろうか？」と思いますが、それは違います。10%は世界標準だということを知っておかなければなりません。現に日本でも、過去には銀行や郵便局に預けておくだけで、10%近い金利がついた時代があったのですから……。

10%と聞くと「高い」と思うのは、日本人がほとんどの資産を利回りの低い銀行や郵便局に預けているからです。いわば、国に感覚を麻痺させられているといってよいでしょう。

いつまでも国にだまされ続けている限り、お金なんて絶対に増えません。

インターネットなどが普及し、いろいろな投資商品が簡単に購入できるようになったのに、なぜ多くの先生が、ほとんど金利もつかない銀行や郵便局に全財産を預けているのか、私は不思議で仕方がありません。

これはまるで、虫かごのふたを開けられたカブトムシによく似ています。せっかくふたが開いているのに逃げ出そうとしないのです。逃げ出しても、外の世界でうまく生きていけるか不安でしようがないからです。そのため、ふたが開いていても虫かごの中でじっとしています。そうすれば、飼い主が毎日エサを与えてくれます。

勇気をもって飛び出したカブトムシには、とても素晴らしい世界が待っています。もちろん、鳥に食べられそうになったり、餌にありつけなかったりという苦労も待っているかもしれません。雨に打たれて、ヘトヘトになる時もあるでしょう。しかし、その苦労と引き換えに、もっと大きなものを得ることができるのです。

また、資産運用は、自動車の運転にも非常によく似ています。

「資産運用にはリスクがあり、元本が減るのが恐い」という考え方は、「事故が恐いから自動車に乗らない」といっているのと同じなのです。確かに、自動車を運転すれば事故を起こすこともあり得ます。免許を取るにもお金がかかります。それでも、多くの先生は自動車の免許を取っているはずです。

なぜか？

それは、自動車が非常に便利であることを知っているからです。最初は、何度も失敗を繰り返します。最初からうまく運転することなんて不可能です。しかし、何度も何度も自動車に乗っているうちに、自然と運転がうまくなっていきます。

資産運用にもこれと同じことがいえます。最初は失敗することもあるでしょう。しかし、何度も失敗を繰り返し、勉強をしていくうちに、自然と上手になっていきます。

また、資産運用の世界には、海千山千のプロのトレーダーがたくさんいます。そんなプロと同じ土俵で戦えば、負けることは目に見えています。そのため、**勉強は絶対に怠ってはいけない**のです。

私は、何十万円というセミナーにもしょっちゅう参加するし、書籍や高額な情報商材も大量に購入します。もちろん、クライアントに教えなければならないという立場なので、他の人より知識に投資しなければならないのも事実なのですが、資産運用を成功させようとするのであれば、勉強のためにお金や時間を惜しんではいけません。

また、車の免許と同じく、**勉強する時期は早ければ早いほうがよい**でしょう。なぜなら、一度知識として身につけたものは、未来永劫失うことがないし、早ければそれだけ運用によるメリットを享受することができるからです。

ご存知の先生もいると思いますが、私は歯科医院の先生ばかりを集めて「億万長者実践会」という投資のための勉強会を開催しています。

15名と非常に少数の先生だけで構成されているこの勉強会ですが、「資産運用を勉強したいけど、いったい何から手をつければよいかわからない」という先生のために、資産運用の基礎から、実際に私が行っている投資方法までを教えています。

私がこの億万長者実践会を始めた理由、それは勇気をもって資産運用の世界に飛び立とうとしている先生の背中をポンと押してあげたかったからです。

実のところ、けっしてみんな0・5％の金利に満足しているわけではありません。本当はもっと利回りの高い運用をしたいのだけれども、どのようにすればよいのかがわからないのです。つまり、資産運用をしたくても、それを教えてくれるメンターがいないというわけです。

アメリカやヨーロッパでは、小学校くらいから投資に関する勉強を教えています。日本だけが、資産運用の分野で取り残されてしまうのは当たり前といえるでしょう。

つまり、夢を達成するお金を増やすために、今すぐ資産運用の勉強をしてほしい、そのために、まずは今の**低金利の金融機関にお金を置いていてもお金は増えない**ということを認識いただきたいのです。

2 資産運用がバクチと呼ばれる5つのリスク

前述のような資産運用の話をしますと、必ず次のような反論が出てきます。

「資産運用なんて元本が減る可能性だってあるんだろ！　そんなのバクチと同じじゃないか！」

確かに、元本が減る可能性はあります。しかし、それを恐れて行動しないのは、虫かごのふたの開いているのに、じっとしているカブトムシと同じといえます。

勇気がないカブトムシは「やめとけ、やめとけ！　外に出たって鳥に食われて死んじまうかもしれないんだぞ」といいます。しかし、勇気をもって外に飛び出したカブトムシから見れば、「あいつ、ふたが開いているのに、何で逃げ出さないんだ？」と不思議で仕方がないのです。

もちろん、虫かごの中のカブトムシがいうようなことが起こる可能性がないとはいえません。しかし、行動を起こさなければ、おいしい果実を手に入れることは絶対にできないのです。

資産運用の世界で不安とされるのが**「リスク」**でしょう。資産運用における主なリスク

〔図表25〕　**投資における5つのリスク**

①流動性リスク／流動性リスクとは、必要な時にお金に換えることができないというリスク。たとえば、不動産などは、売りたいと思ってもすぐに買い手が見つからなかったりすることがあり、流動性リスクは高い商品であるといえます。

②価格リスク／価格リスクとは、市場の変化により商品自体の価格が変化するリスク。たとえば、株式などは、その会社の業績などにより、価格が大きく上下することがあり、価格リスクの高い商品であるといえます。

③信用リスク／信用リスクは、投資先の倒産などによるリスク。たとえば、社債や株式などを発行している会社が倒産すれば、持っている社債や株式の価値はゼロになってしまいます。

④為替リスク／為替リスクとは、為替の変動により資産の価値が変動するリスク。たとえば、外貨預金・外国株などは、為替相場の変動により、為替差益や為替差損が出たりします。

⑤金利リスク／金利リスクは、金利の変化によって債券価格が下落するリスク。たとえば、利回り３％の債券が発行されており、後に５％の債券が発行されれば、誰も３％の債券を買いたい人はいなくなります。そのため、３％の金利の債券の価格は下落することになり、満期日前に売却した場合には、買値よりも低い価格で売らなければならないことになります。

とは、①流動性リスク、②価格リスク、③信用リスク、④為替リスク、⑤金利リスクの５つのリスクをいいます〔図表25〕。

私の場合は、運用商品を選ぶ際には、まずこの「リスク」から考えていきます。

「この商品で運用をした場合、最悪のケースでいくらの損失がでるだろうか？」と計算するのです。そして、その損失額と得られるだろうリターンを比べて、投資を行うかどうかを決定します。投資の初心者の場合には、リターンを考えるよりも、まずこの「リスク」から考えたほうがよいでしょう。

たとえば、絶対に元本割れをしたくないというのであれば、株式や投資信託は購入できません。この場合には、銀行の定期預金や郵便局の定額貯金、日本国債などで運用していくことになります。

しかし、多少のリスクをとってもリターンを求めたいのであれば、リスクの大きな商品で運用していくことになります。ちなみに、投資の世界では、リスクとは「危険」という意味ではありません。投資の世界でいうリスクとは、**「期待したリターンとのブレ」**のことを指します。つまり、期待したとおりのリターンが得られる商品は「リスクが低い」と考えられます。逆に、期待したとおりのリターンが得られないような商品は「リスクが高い」ということになります。

投資の場合には、「ハイリターン」な商品はどうしても「ハイリスク」になります。投資の世界では、ハイリスクハイリターンの商品か、もしくはローリスクローリターンの商品しかあり得ません。

「少ないリスクで大きく儲けられます」という商品の場合には、まず疑ってかかる必要があります。そんな商品は基本的には存在しないからです。

3 銀行や郵便局のお金でも目減りする？

前項で「元本割れを起こしたくないのであれば、銀行や郵便局で運用すればよい」と説明しましたが、実は、安心と考えられている銀行や郵便局のお金ですら、目減りするリスクをもっています。

たとえば、ガソリンや食料品など輸入に頼った生活用品の価格が2倍になったら、どうなるでしょうか？　昨日まで１００円で買えていたトイレットペーパーが、もし２００円になったとすると、現在、先生が手元に持っている１００円は、１００円の価値でなくなるのです。

このように物価が上がることを、経済用語では**「インフレ」**といいます。

インフレになればお金の価値が目減りします。最近の例でいえば、ルイ・ヴィトンやティファニーなどのブランド商品、ＢＭＷなどの輸入車は、日本での価格をこぞって上げています。

ということは、郵便局や銀行に預けているお金だって、目減りするということがわかります。つまり、１００円が90円の額面になることはありませんが、実際の価値としては、

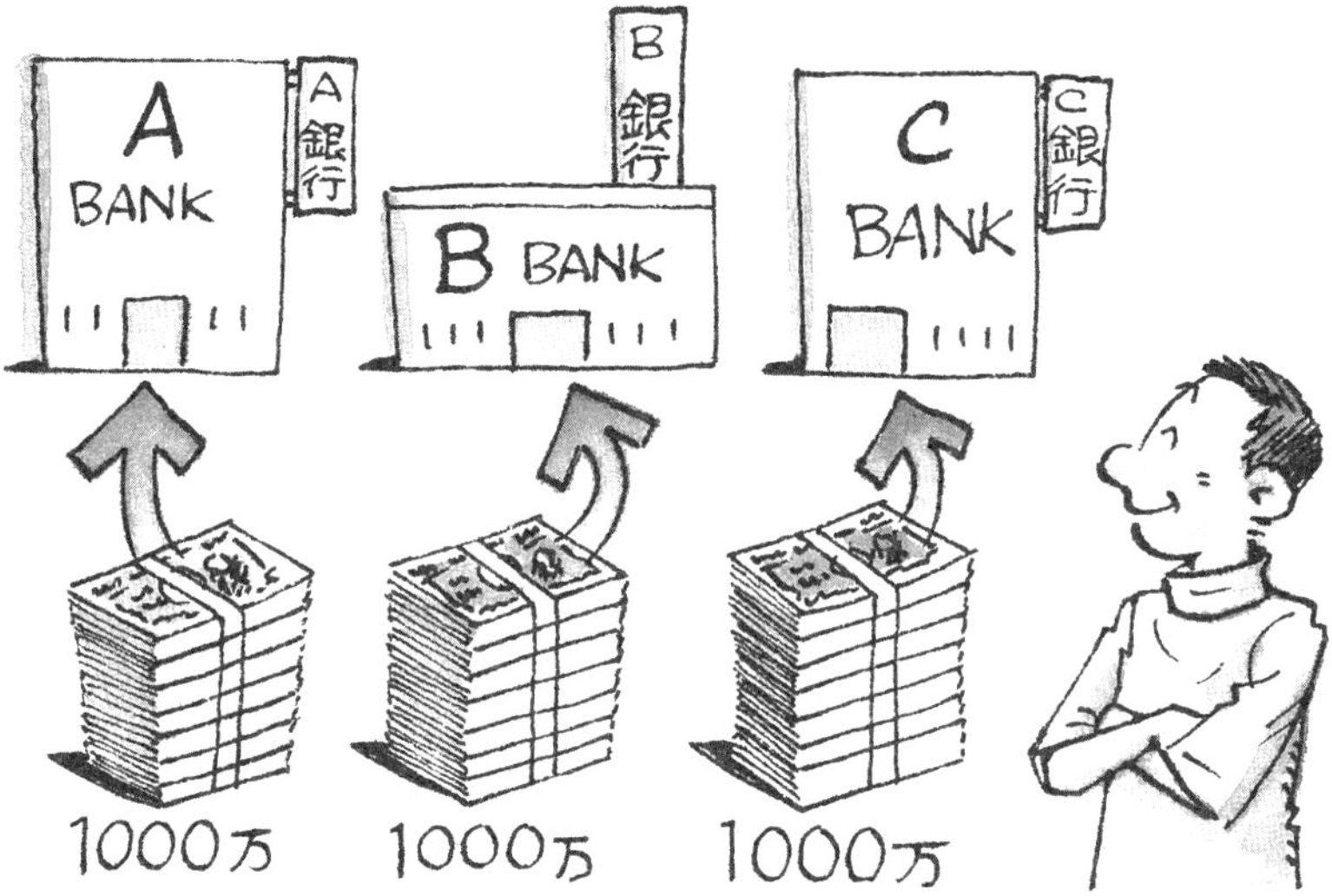

100円の価値がなくなっていく可能性をもっているのです。

そのため、すべての資産を銀行や郵便局に預けておくと、このようなインフレが起きた時には、その価値が著しく目減りしてしまうわけです。「郵便局や銀行に預けておけば、元本が減らないから安心だ!」という考えは、常識ではないということがおわかりいただけたでしょうか。

さらに、ペイオフ解禁により、銀行の預金だって1千万円を越える部分については保証されません。

しかし、多くの先生は「面倒くさいから」ということを理由に、1千万円を超える預金をそのままにしています。せめて、1千万円を超える分は、銀行を分けるなどしてお金を分散させておくべきです。

4 為替の基本を知らなければ外貨での運用はできない！

安全で安心といわれている郵便局や銀行の預金でも、お金の価値は目減りすることが理解いただけたでしょうか？

では、私たちはどのような金融商品で運用をすればよいのでしょうか。

私の答えはひとつ。

「外貨で運用をしろ！」ということです。

たとえば、米ドルであれば、現在約5％の金利がつきます。ユーロであっても約3・5％です。日本の0・5％の金利と比べると、比べものにならないくらい高い金利です。

それなのに、なぜ外貨での運用を行わないのでしょうか？

それは**「為替のリスク」**があるからです。

為替リスクとは、円高・円安により資産の価値が増減するリスクです。この為替リスクを恐れて、海外への投資を控えてしまう先生が少なくないのです。

それでは、日本にとって恐いのは円高・円安のどちらでしょうか？

実は、日本にとっては円高よりも円安のほうが恐いのです。

円高とは、他国の通貨に比べて日本の通貨の力が強くなることをいいます。

たとえば、1ドル110円から1ドル100円になれば、これは「円高」です。1ドルを購入するのに110円支払わなければならなかったものが、100円で1ドルを購入できるという考え方になるので、円の価値が上がった、すなわち円高になったということになります。

これとは逆に、1ドル110円から120円になれば円安です。1ドルを購入するのに120円必要になるということは、円の価値が下がった、すなわち円安になったということになります。

外貨預金など外貨で運用している場合には、円安になれば資産は増えることになります。たとえば、1ドル100円のときに100万円分、つまり1万ドルの米ドル預金をしていた場合、これが1ドル200円になれば、1万ドルの価値は200万円（200円×1万ドル）となります。

ところが日本は、食糧や資源の多くを他国から輸入しています。ですから、1ドル100円で野菜が買えていたのに、それが1ドル200円になればどうなるでしょうか？当然、輸入品の物価は上昇します。しかし、100円玉は100円玉のままです。そのため、100万円持っていれば、野菜を1万個買うことができたのに、円安になることで5千個しか買えなくなってしまうのです。つまり、円安によりお金の価値が半分になってしまったことになります。

このような為替の変動に伴う物価の上昇のことを**「資産インフレ」**といいます。

この場合に、資産をドルで持っていればどのようになるでしょうか？

1ドル100円のときに、すべての資産をドルで持っていれば1万ドル。円安によって1ドルが200円になれば、この時の資産の価値は200万円（200円×1万ドル）となります。つまり、物価は上がっても、資産の価値もそれに伴って上がることになります。すべての資産を円で保有していれば、お金の価値だけが下落してしまいます。このように考えると、実は海外への投資は**「やらないリスク」**が存在するのです。

さらに、日本は現在、約750兆円もの負債を抱えています。

日本の財政を一般の家計に例えれば、400万円の年収で850万円の支出、7千500万円の借金をしているようなものです。日本の国債を購入するということは、このような状態の日本国に対してお金を貸すということになります。日本が崩壊するということは考えにくいのですが、最悪の事態を想定しておくのが「リスクヘッジ」です。日本国債は、日本の国力に比例して値動きをします。そのため、すべてを日本の資産に固めておくのにも、問題が残るのではないでしょうか。

5 海外投資で賢く増やせ！

このような資産インフレのリスクをヘッジするためにも、私は海外への投資をおすすめしています。私も、資産の50％程度は海外の資産に分散しています。

なお、投資を行う場合には、必ず為替や投資する国のこと、投資商品の勉強をしてから行うようにしてください。

為替リスクは、５つのリスクの中でもっとも取ってもよいリスクだと私は考えています。なぜなら、もし為替レートが現在の50％になったところで、10年間米ドルの外貨預金をしておけば、金利でその為替の差損はペイできるからです。

逆に、円安になれば、金利に上乗せして為替差益がもらえるのですから、私はなぜみんなが外貨での運用をしないのか、本当に不思議でしようがないのです。

現在、世界中のお金は、少しでも利回りの高いところを求めてさ迷っています。経営コンサルタントの大前研一氏は、このようなお金を「ホームレス・マネー」と呼んでいます。つまり、ひとつの場所にとどまらず、金利の高い場所を探して、フラフラとさ迷っているお金のことです。

このことを考えますと、日本にはまずお金が入ってきません。なぜなら、金利が世界的に最低の水準だからです。また、株式市場なども昔ほどの元気がないし、少子高齢化の影響で国に活力がなくなってくるため、投資対象として魅力がなくなっているのです。

それでは、日本も金利を上げてお金を呼び込めばよいのではないかと思うのですが、それも難しいのです。なぜかといいますと、もし日本が金利を上げてしまえば、すでに発行した大量の国債の価格が大暴落する可能性があるからです。

どういうことかといいますと、たとえば2年前に発行された利回り1％の10年物国債があったとします。2年前に発行された時の価格が10万円だったとしましょう。国債の金利は固定なので、10年間にわたって1％の金利が入ってくることになります。

ところが、金利が上がり、5％の国債が発行されればどうなるでしょうか？　2年前の国債を市場で購入する人はいなくなります。なぜなら、みんな5％の国債を買うからです。そのため、利回り1％の10年物国債は、市場で安く売買されることになります。

すでに、日本は大量の国債を発行しています。しかし、金利を上げると、この国債の価格が暴落するため、日本は金利を上げることもできないのです。

私の予測としては、今後、円の一人負け状態が続くと思います。円安になると、日本円は価値が下がるため、実際に持っているお金はその価値を著しく落とすことになります。

多くのアナリストたちは「今年は〇〇という景気観測があるから円高だ！　だから外

貨での運用は危ない！」などとはやし立てますが、結局、10年間５％の金利をもらえれば50％。それで為替の差損が多少出たところで、日本円のバカらしい金利で預けておくよりも、よほど賢いのです。

Column　海外の代表的な投資商品

海外にはいろいろな投資商品がありますが、その中でも代表的なものをいくつかご紹介しておきます。

☆外貨預金／海外の投資商品の代表で、手軽に銀行などで買えますが、手数料が比較的高いこと、定期預金が多く、一定期間換金ができないことがデメリットとして上げられます。

☆MMF／いつでも解約ができ、安全な国債などで運用されているため、初心者には比較的おすすめです。売却の時の売買益も非課税となっており、税制面でも優遇されています。

☆外国国債／中途解約する場合に価格が変動すること、外国証券口座を開かなければならないなどのコストがかかることといったデメリットがありますが、金利は外貨預金よりも高めに設定されているのが一般的です。

☆外国社債・外国株式／社債・株式の海外バージョンです。単体の企業に投資する場合、外国語での決算書が読めないのであれば、投資は控えるほうがよいでしょう。

☆外国投資信託／グローバルソブリンなどの、毎月分配型の投資信託が人気ですが、購入にあたっては、その目論見書をよく読んで、価格変動リスクを理解してから購入しましょう。

☆ＦＸ（外国為替証拠金取引）／一定の証拠金を預けて、レバレッジを効かせた取引を行えます。投資を行う場合には、信頼のおける取引業者を選びましょう。

第6章

今日から始める金持ちドクターになるための3ステップ

～あなたが今日からできること～

1 ライフイベントに必要なお金を知る

以上述べてきたように、まず歯科医院のキャッシュを増やし、次に個人のキャッシュを最大化し、最後にそのお金を資産運用で増やすことが大切になります。

ところで、一番初めにお話しした内容をもう一度よく思い出してください。**お金は先生の人生を豊かにするツールのひとつにすぎない。ゴールは「お金を貯めること」ではなく、「豊かな人生を送ること」なのです。**

では、豊かな人生を送るために、まず何をしなければならないのでしょうか。

一番初めにしなければならないことは、生涯で使うお金のプラン**「人生設計図」**を作成することです。これがわからなければ、いったいいくらお金を稼げばよいのか、またいったいいくらお金を残していけばよいのかもわかりません。

この「人生設計図」を作成する上で、一番にすべきことは、**ライフイベント**を明確にすることです。ライフイベントとは、結婚・出産・育児・教育、住宅の取得など、個人とその家族に、将来発生が予想される重要な出来事（イベント）のことをいいます。そして、これらの時に、どれくらいのお金が必要なのかを知っておくことが大事なのです。

1　老後に必要な資金と年金額はいくら?

出産・育児・教育に関するお金については、それぞれの先生ごとに異なってきます。これは、住宅についても同じことがいえます。しかし、どの先生もほとんど同じであるライフイベントがあります。それが**「老後」**です。

個人の人生設計において、一番の不安は「老後の資金」になります。老後、いったいどれくらいのお金が必要になるのか、そして、どれくらいの年金をもらえるのかを知らない先生が非常に多いのです。

確かに、年金のシステムは非常に複雑で、私たち素人にはわかりにくいものとなっています。サラリーマンの年金は「厚生年金」と呼ばれ、非常に手厚いものになっていますが、個人の場合、毎月1万3千円程度の国民年金しか支払っていないため、受け取る年金額もサラリーマンに比べると格段に少なくなります。

では、国民年金だけしかもらえない私たちは、老後にいったいいくらの年金がもらえるのでしょうか。

現在、国民年金の受給額は、40年間払い続けた場合、65歳から毎年79万2千100円の給付を受けることができます（2007年度現在）。

つまり、**1年間でもらえる年金は1人たったの80万円弱**なのです。もちろん、国民年金は配偶者も同様の扱いになるので、夫婦で40年間支払い続けた場合の年間の給付は約

〔図表26〕　老後の生活費の内訳

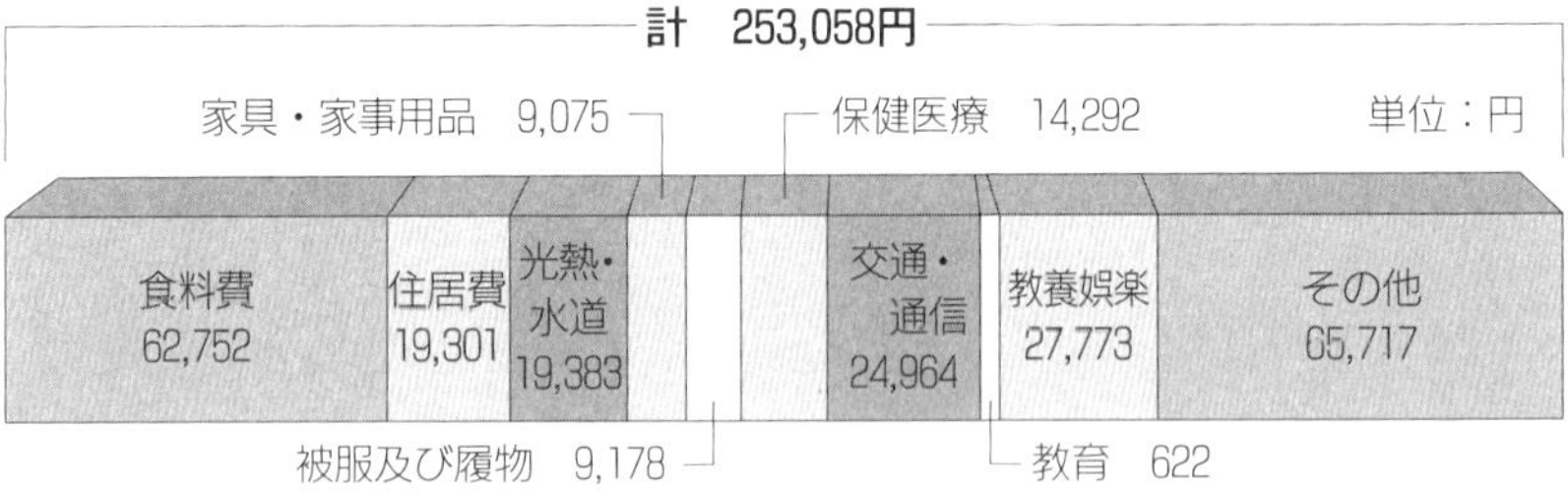

出所：生命保険文化センター　ホームページ
http://www.jili.or.jp/lifeplan/event_type/lifesecurity/oldage/5.html

１６０万円となります。

では、老後の生活資金として、毎月どれくらいのお金が必要になるのでしょうか？

高齢者世帯の生活費は平均すると約25万円。ゆとりのある生活をしたいのであれば、毎月40万円が必要であるといわれています。

つまり、最低でも３００万円（25万円×12）、ゆとりのある生活をしたいのであれば、４８０万円（40万円×12）のお金が、毎年必要になってくるというわけです。

つまり、年金が１６０万円しかもらえなければ、少なくとも１４０万円（300万円－160万円）、ゆとりのある生活をしようとすれば、３２０万円（480万円－160万円）が毎年不足する計算になります。

たとえば、65歳でリタイアして90歳まで生きることを考えれば、トータルで最低でも3千５００万円（140万円×25年）、ゆとりのある生活をしたければ８千万円（320万円×25年）のお金が不足します。そのため、「老後」というライフイベントがくるまでに、これらの不足額を解消する計画を立てておかなければならないことになります。

2　退職金を利用した老後資金の確保なら……

それでは、この不足部分はどのようにして補うのがよいのでしょか？

不足部分を補う方法には**貯蓄を取り崩していく方法**と、**給付額を増やす方法**の2つがあります。

貯蓄を取り崩す場合に考えたいのが、**「退職金」**です。医療法人の場合、理事長を退職するときに、医療法人にプールしてあるお金から、個人に対して退職金を支払うことができます。

ところが、この退職金はいくらでもよいかというとそうではありません。税務上、経費にできる役員退職金は、役員退職金規定の範囲内でしか支払うことはできません。

通常、**役員退職金は「最終役員給与月額」×「勤続年数」×「功績倍率」**で計算されます。

「何なんだ！　このややこしい算式は!?」と思われる先生のために、簡単に解説しておきましょう。

まず、**最終役員給与月額**とは、退職する直前の役員給与の月額のことです。そして、**勤続年数**とは、退職金をもらう人がその医療法人に勤務していた年数。理事長の場合は、医療法人設立時から勤務しているはずなので、医療法人設立からの年数ということになります（この年数には、基本的に医療法人になる前の期間は含まれません）。

功績倍率は、その職位の人が医療法人にどれだけ貢献したかによって決まります。おそらく理事長であれば3倍、理事であれば1～2倍などにしている医療法人が多いことでしょう。

たとえば、役員報酬が２００万円／月、勤続年数が15年、功績倍率が3倍の理事長の退職金は、9千万円（200万円×15年×3）となります。つまり、役員退職金を支払う年には1億円近いお金が出ていってしまいます。もちろん、医療法人のバケツにそれだけのお金がプールされていればよいのですが、医療法人の通帳に1億円以上ものお金が残っているケースは稀です。そのため、保険などを活用してこの役員退職金を積み立てている医療法人も少なくないでしょう。

もちろん、この役員退職金は、配偶者が役員であれば、配偶者に対しても支払うことができます。理事長だけは退職せず、理事である配偶者だけが退職するということも可能ですので、このように退職金を活用すれば大きな節税が可能となります。

ところが、個人の歯科医院の場合には、このような「退職金」という概念がありません。そのため、個人の歯科医院では何らかの方法で、この退職金を積み立てていく必要があります。

〔図表27〕　小規模企業共済の掛金と共済金

〔例〕基本共済金等の額
（掛金月額10,000円で、平成16年4月以降加入された場合）

月数	掛金合計額	共済金A	共済金B	準共済金
5年	600,000円	621,400円	614,600円	600,000円
10年	1,200,000円	1,290,600円	1,260,800円	1,200,000円
15年	1,800,000円	2,011,000円	1,940,400円	1,800,000円
20年	2,400,000円	2,786,400円	2,658,800円	2,419,500円
30年	3,600,000円	4,348,000円	4,211,800円	3,832,740円

そこで、有効な方法が**「小規模企業共済」**と呼ばれるものです。

小規模企業共済は、個人の退職金積立のための共済で、月々7万円を上限として掛金を積み立てることができます。しかも、支払った金額は全額経費になります（正確には「所得控除」と呼びます）ので、非常に高い節税効果になります。

〔図表27〕は、小規模企業共済の掛金と共済金の表です。共済金Aの金額は会社等が解散したとき、共済金Bは病気やけが、死亡により退任したとき、準共済金は任意退職したとき、それぞれの金額となります。たとえば、毎月7万円を30年間支払い続け、医院を辞めたとすれば、退職時に受けられる退職金は3043万6千円（7×4,348,000円）になります。

それに対して、支払った掛金の合計は2520万円（7万円×12月×30年）。30年間も掛け続けて、利息部分はたったの500万円強かとゆめゆめ思うことなかれ！　毎年、掛金の84万円（7万円×12ヵ月）が経費になりますので、節税を合わせたトータルのキャッシュは、単に現金で残しておくよりも圧倒的に多くなるのです。

3　国民年金基金を利用した老後資金の確保なら……

このように退職金を上手に利用すれば、計画的な老後資金の貯蓄が可能となります。もちろん、老後資金を退職金ですべてまかなうことができない場合は、残りの部分をキャッシュで残しておかなければなりません。

そして、老後資金の不足を補うもうひとつの方法が、**給付額を増やす**ことです。

医療法人の場合、国民年金に加えて厚生年金の給付が見込まれます（厚生年金の給付額の計算は非常に複雑になっているため、自分で計算するよりも、社会保険庁に問い合わせて教えてもらうことをおすすめします）。

ところが、厚生年金がない個人の歯科医院の場合、どうしても国民年金だけでは給付が不足してしまいます。そこで、給付額を増やす方法として、**国民年金基金**と呼ばれるものを利用することです。

国民年金基金は、国民年金の上積みのようなもので、掛け金の上限は月額6万8千円となっています。この国民年金基金は、小規模企業共済同様、支払った金額全額が経費（所得控除）になり、毎年の所得から控除されます。

〔図表28〕　国民年金基金のタイプ

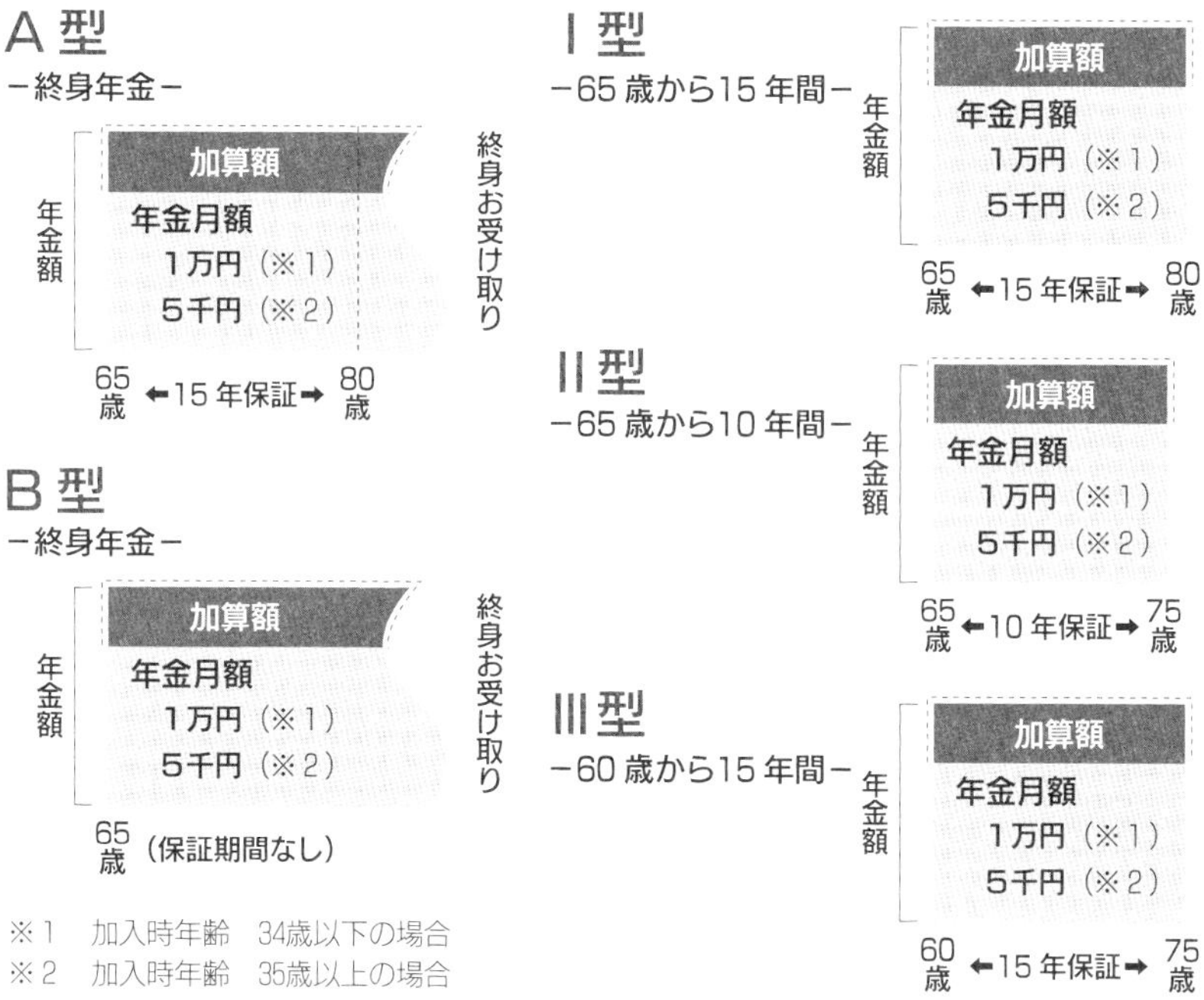

では、国民年金基金に加入すれば、いったいどれだけ給付額が増えるのでしょうか？

実は、この国民年金基金は、給付のタイプによって5種類に分かれています。しかし、どのタイプに加入したらよいのか非常にわかりにくく、国民年金基金のホームページでも給付額が載っているのですが、専門家である私が見ても「なんじゃこりゃ？」と思ってしまいます。

そこで、ここで簡単に国民年金基金のタイプを紹介しておきましょう。

まずは、**年金が一生もらえ**

るタイプと、**一定期間しかもらえないタイプ**に分かれます。**一生もらえるタイプはA型とB型。これに対して、一定の期間しかもらえないタイプはⅠ型・Ⅱ型・Ⅲ型**となります。

では、A型とB型はどう違うのでしょうか？

その違いは、保証期間があるかないかです。

どちらも死ぬまで年金をもらうことができるのですが、A型の場合は、さらに80歳までは、死亡しても被保険者以外の人に年金が支払われる仕組みになっています。たとえば70歳で死亡した場合には、80歳までの残りの10年間の年金は、その遺族がもらうことができるのです。

逆に、B型であれば70歳で死亡した場合には、そこで年金はストップします。

次のⅠ型・Ⅱ型・Ⅲ型のタイプは、一定の期間しか年金を受け取ることができないものです。たとえば、90歳まで生きたとした場合、Ⅰ型なら65〜80歳まで、Ⅱ型なら65〜75歳まで、Ⅲ型なら60〜75歳までの期間しか年金を受け取ることはできません。

ですから、長生きリスクに備えたいのであれば、A型もしくはB型を選択するほうがいいでしょう。

給付額は1口目だけは1〜3万円、2口目以降はどのタイプも1口1万円（もしくは5千円）となります。なお、1口目は必ずA型、もしくはB型から選ばなければならず、A型もしくはB型を超える口数のⅠ型・Ⅱ型・Ⅲ型を選択することはできません。

たとえば、現在30歳０ヵ月で、すべてをＡ型で限度額ギリギリまで加入するならば、掛金の月額は13口で６万６、２２５円（13,245円＋4,415円×12口）となります（掛金の月額は６８、０００円を超えることはできないので注意)。

なお、掛金は60歳まで支払う必要がありますので、掛金の総額は２３９８万５千円（66,625円×12ヵ月×30年）となります。

これに対し給付額は、15万円（３万円＋１万円×12口）となり、65歳から毎月15万円、年間で１８０万円の年金の上乗せ金が死亡するまで給付されます。

仮に、90歳まで生きたとすれば、トータルで４千５００万円（180万円×25年）の年金を受けることができます。

しかも、**Ａ型は保証期間が15年あるので、80歳前に死亡しても、80歳まではその年金が遺族に支払われることになります。**仮に、70歳で死亡しても、給付額のトータルは２７００万円（180万円×15年）となります。

一番掛金が高いタイプは、終身でしかも保証がついているＡ型です。ただし、年金は70歳ぐらいまでもらえればよいと考えているのであれば、Ａ型ではなくⅠ型・Ⅱ型・Ⅲ型を組み合わせたほうが、掛金は少なくなります。

基金の掛金

（単位：円）

	1口目			2口目以降					
		終身年金			終身年金		確定年金		
加入時年齢		A型	B型		A型	B型	I型	II型	III型
38歳1月～39歳0月	年金月額 基本額 2万円	13,760	11,660	年金月額 基本額 5千円	3,440	2,915	2,650	1,840	2,890
39歳1月～40歳0月		14,580	12,380		3,645	3,095	2,805	1,950	3,060
40歳1月～41歳0月		15,480	13,160		3,870	3,290	2,980	2,070	3,250
41歳1月～42歳0月		16,500	14,040		4,125	3,510	3,175	2,205	3,465
42歳1月～43歳0月		17,640	15,020		4,410	3,755	3,395	2,360	3,700
43歳1月～44歳0月		18,920	16,140		4,730	4,035	3,640	2,530	3,965
44歳1月～45歳0月		20,380	17,400		5,095	4,350	3,915	2,720	4,270
45歳1月～46歳0月	年金月額 基本額 1万円	11,020	9,420		5,510	4,710	4,235	2,945	4,615
46歳1月～47歳0月		11,980	10,260		5,990	5,130	4,600	3,200	5,015
47歳1月～48歳0月		13,100	11,240		6,550	5,620	5,030	3,495	5,485
48歳1月～49歳0月		14,430	12,390		7,215	6,195	5,535	3,850	6,035
49歳1月～50歳0月		16,020	13,780		8,010	6,890	6,145	4,270	6,700
50歳1月～59歳11月	※	※年金額は加入時年齢（月単位）によって異なります。 50歳以上で加入した場合の１口当たり年金額							
		16,020	13,780		8,010	6,890	6,145	4,270	6,700

（注）「加入時年齢の見方」（男女共通）

1．表の加入時年齢とは、加入した日の属する月の末日における年齢のことです。

2．誕生日の属する月(誕生月)に加入の方は、△△歳０月と表示しています。

3．誕生月の翌月に加入の方は△△歳１月、誕生月の翌々月に加入の方は△△歳２月…となります。

4．ただし、「１日」生まれの方は、誕生日の属する月の前月が誕生月になります。

（例えば、「４月１日」が誕生日の方は、「３月」が誕生月になります。）

（出所：国民年金基金HPより抜粋）

〔図表29〕　**国民年金**

	1口目			2口目以降					
		終身年金			終身年金		確定年金		
加入時年齢		A型	B型		A型	B型	I型	II型	III型
20歳0月	年金月額基本額3万円	9,015	7,560	年金月額基本額1万円	3,005	2,520	2,325	1,615	2,535
20歳1月～21歳0月		9,345	7,830		3,115	2,610	2,405	1,675	2,625
21歳1月～22歳0月		9,675	8,115		3,225	2,705	2,495	1,735	2,720
22歳1月～23歳0月		10,035	8,415		3,345	2,805	2,585	1,800	2,820
23歳1月～24歳0月		10,425	8,745		3,475	2,915	2,685	1,865	2,925
24歳1月～25歳0月		10,830	9,090		3,610	3,030	2,785	1,935	3,040
25歳1月～26歳0月		11,250	9,450		3,750	3,150	2,895	2,015	3,160
26歳1月～27歳0月		11,700	9,840		3,900	3,280	3,010	2,095	3,285
27歳1月～28歳0月		12,180	10,245		4,060	3,415	3,135	2,180	3,420
28歳1月～29歳0月		12,705	10,695		4,235	3,565	3,270	2,270	3,565
29歳1月～30歳0月		13,245	11,160		4,415	3,720	3,410	2,370	3,720
30歳1月～31歳0月		13,845	11,670		4,615	3,890	3,560	2,475	3,880
31歳1月～32歳0月		14,475	12,210		4,825	4,070	3,720	2,585	4,060
32歳1月～33歳0月		15,150	12,780		5,050	4,260	3,895	2,710	4,250
33歳1月～34歳0月		15,885	13,410		5,295	4,470	4,085	2,840	4,455
34歳1月～35歳0月		16,680	14,100		5,560	4,700	4,285	2,980	4,675
35歳1月～36歳0月		11,700	9,900		2,925	2,475	2,255	1,565	2,460
36歳1月～37歳0月		12,320	10,420		3,080	2,605	2,375	1,650	2,590
37歳1月～38歳0月		13,000	11,020		3,250	2,755	2,505	1,740	2,730

2 「人生設計図」を作成する

このように、老後のプランを立てることができれば、人生設計を計画することは簡単です。人生設計を計画するにあたっては、**「人生設計図」**の活用が望ましいでしょう。

「人生設計図」とは、自分の人生の設計図のこと。これをつくれば、どのタイミングで、どれくらいのお金が必要であるかが理解でき、お金の計画も立てやすくなります。

まず、「人生設計図」には、支出の金額を入れていきます。毎年どのような支出があるのか、その金額を入れていくのです。

支出の金額が埋まれば、次に収入の金額を埋めていきます。給与の部分には、歯科医院のバケツから個人のバケツに流れ出す「生活資金」を入れます。すべて予想にはなってしまいますが、「多分これぐらいの生活資金を取れるだろう」という金額を記入します。この収入の部分が違ってくると、プランが大きく異なってくる可能性が高いからです。

これがサラリーマンであれば、給料が大幅に変動するということは考えにくく、「人生設計図」を作成しやすいのですが、自営業の場合、その事業の利益によって個人に回せる生活資金は大きく変わってきます。そのため、非常に予想が立てにくく、医院の収入の予

〔図表30〕　人生設計図

西暦		残高	2008	2009	2010	2011	2012	2013	2014	2015	2016
年後			0	1	2	3	4	5	6	7	8
支出	生活費										
	ライフプラン資金										
	住宅資金										
	その他特別支出										
	ローン										
	教育費										
	イベント										
	保険										
	その他										
	支出計										
収入	給与										
	年金										
	その他										
	収入計										
年間収支											
貯蓄残高											
複利運用後貯蓄残高		%									

利回り

想などから「多分これくらいになるだろう」という金額を入れていきます。また、退職後は医院からの給与はなくなり、代わりに年金の収入が入ってくることになります。

　支出と収入の金額がわかれば、年間収支の金額が埋まります。年間収支の金額がわかれば、貯蓄残高が決定します。貯蓄残高は、前年の貯蓄残高にその年の年間収支をプラスした金額となります。

3 資産運用能力を磨くが一番

この「人生設計図」を作成することができれば、自分の人生の設計ができるはずです。では、もし「人生設計図」を作成しても、まだ足りない金額があった場合にはどうしたらよいのでしょうか？

まず考えなければならないのは、**医院からの給料（生活資金）を増やす**ことはできないかを考えること。そして次に、**個人のキャッシュを最大化する**ことを考えます。**最後に、資産運用で増やす**ことを考えます。この3点です。それでもダメなら夢を考え直さなければなりません。

ここで大切なことは、**夢をあきらめるのは最後**だということです。最初から夢をあきらめていたのでは一歩も前へすすみません。

夢を達成するためにできることをすべて考えてみましょう。とくに、最後の資産運用については、そのノウハウを学んでしまえば、先生の人生にかなり大きなインパクトを与えてくれるはずです。

何度もいうようですが、資産運用はすぐに上達するということはありえません。もし、短期間で大儲けしても、それはたまたまであり、「もしかしてオレって資産運用の能力あるんじゃないの⁉」と思って、バクチ的な投資をすれば必ずヤケドをします。

しかし、もっとタチの悪いのは、始めの一歩を踏み出さない人です。いくらたくさんのノウハウを知っていても、それを実行しないのであれば、それは単なるノウハウオタクにすぎないのです。

まずは小額から始めてみること。実際に自分のお金を動かせば、損をしまいと必死で勉強します。そして、勉強をして経験を積みながら投資額を少しずつ増やしていくのです。デイトレードなどで短期的な浮利を求めるのではなく、自分の人生を豊かにする資産形成の知識を身につける——これが私の推奨する**真の資産運用**です。

資産運用は何といっても情報が命です。そのためも、資産運用に興味のある人と付き合い、定期的に情報を交換し合うとよいでしょう。経営の世界で、レベルの高い先生は、意識の高い先生とばかりと付き合い、さらに成功を加速させるのと同じく、資産運用の世界でも、意識の高い人と付き合うことで、資産運用の能力は磨かれていきます。

「そんなことといったって、いったい何から始めたらよいのかわからないじゃないか！」という先生のために、私がいったいどのような方法で資産を増やしているのか。次章でそのノウハウを公開しておきます。

第7章

海外口座を活用した世界標準の資産運用術

1 郵便貯金の実態は国債だった!

資産運用を行う上でもっとも大切なこと。それは**見えない事実を知る**ことです。実は、世の中には知られていない事実がたくさんあります。

たとえば、郵便貯金と国債はほとんど同じであることをご存知でしょうか。

郵便貯金の主な運用先は、実は国債なのです。つまり、郵便局に貯金するのも、国債を購入するのも、ほとんど同じということなります。

それであれば、少しでも金利のよい国債を購入したほうがよいに決まっているのですが、それでも200兆円を超える資産が郵便貯金に集まってきています。これは、日本人が「**郵便貯金なら安心**」という、非常に偏った固定観念をもっていることから起こっている現象です。

自分で資産運用を行う力のない郵便局は、そのお金で国債を買い、サヤを抜いているのです。結局、郵便貯金と国債の金利差、つまり郵便局員の経費を私たち国民が負担していることになります。

国債を購入するのが難しいのであれば、郵便局員の経費を負担してでも郵便貯金を購入するべきかもしれません。しかし、今や駅前の証券会社で簡単に国債を購入することができます。

それだけではありません。何と、郵便局でも国債を購入できる時代になっているのですから、郵便局員の経費を負担したくないのであれば、郵便貯金ではなく迷わず国債、ということになるでしょう。

しかし、なぜこのような非常に重要な事実があまり知られていないのでしょうか。それは、**国は都合の悪いことについては、できるだけ国民には知らせない**ためです。

たとえば、現在の金利からみれば、海外で運用するなら簡単に高い金利を得ることができます。外為法改正により、日本は自由に海外の商品を購入することができるようになっているのです。しかし、国は「さあ、日本国の皆さん、日本は金利ゼロなので海外で運用しましょう！」とはけっしていいません。

日本の低金利は、当たり前であるかのような顔をしているし、さらに為替リスクがあるので海外での運用は危ないという情報を、雑誌やテレビで流しています。

このような情報を聞いたときに、すぐにそれを信じるのではなく、「本当にそうなのか？」と自分で考えられる習慣を身につけ、論理的に考える力をつければ、情報に振り回されることなく、賢い資産運用をすることができるようになります。

2 資産の棚卸でわかる超低金利の現実

では、私たちは今後、賢い資産運用をするために、いったい何をしなければならないのでしょうか？

初めにすることは、先生の**すべての金融資産の棚卸**です。

金融商品は何で保有しているのか、そして、その金額はいくらなのかを考えてみます。それをまずリストアップしてください〔図表31〕。

次に、それぞれの金融商品の利回りを記入します。普通預金であれば何％の利回りがあるのか、株式であれば平均何％ぐらいの利回りがあるのか……などを記入します。

利回りの合計欄には、利回りの加重平均を書きます。加重平均とは、単純に割合×利回りの合計をすれば出てきます。

たとえば、金融資産の構成が〔図表32〕のようだったとします。

この場合の利回りの合計は、0.75×0.3＋0.15×10＋0.1×７＝2.425％となります。それが、先生の個人の金融資産の利回りです。私は、以前セミナーで、先生にこの平均利回りを書いていただいたところ、５％の平均利回りを達成している先生はいませんでした。ほとんどの場合、普通預金で資産を保有していることが多いため、5%以上の利回りを達成することができなくなっています。これは、歯科医院の先生に限ったことではなく、サラリーマンだって日本の金融資産の構成は主に現預金となっているのです。

次ページの〔図表33〕は、個人金融資産の構成比の各国比較です。これを見れば、日本の金融資産はかなり現預金に偏っているのが理解できるでしょう。

それぞれの国の構成比を見ても、日本は現預金の割合が突出して多くなっています。米国などでは、普通預金に預けていても4%以上の利子がつきますが、日本の銀行に預けていても利子はほとんどつきません。

私の友人に銀行マンがいますが、若くして結構な給料をもらっています。そりゃあたった0・3%の金利しか支払わず、貸し付けるときには高額の金利を取っていくのですか

〔図表31〕 金融資産リスト

金融商品	金額	割合	利回り
合計			

〔図表32〕 金融資産リストの例

金融商品	金額	割合	利回り
普通預金	15,000,000	75%	0.3%
日本株式	3,000,000	15%	10%
外国国債	2,000,000	10%	7%
合計	20,000,000		

〔図表33〕　**個人金融資産の構成比**（2001年末）

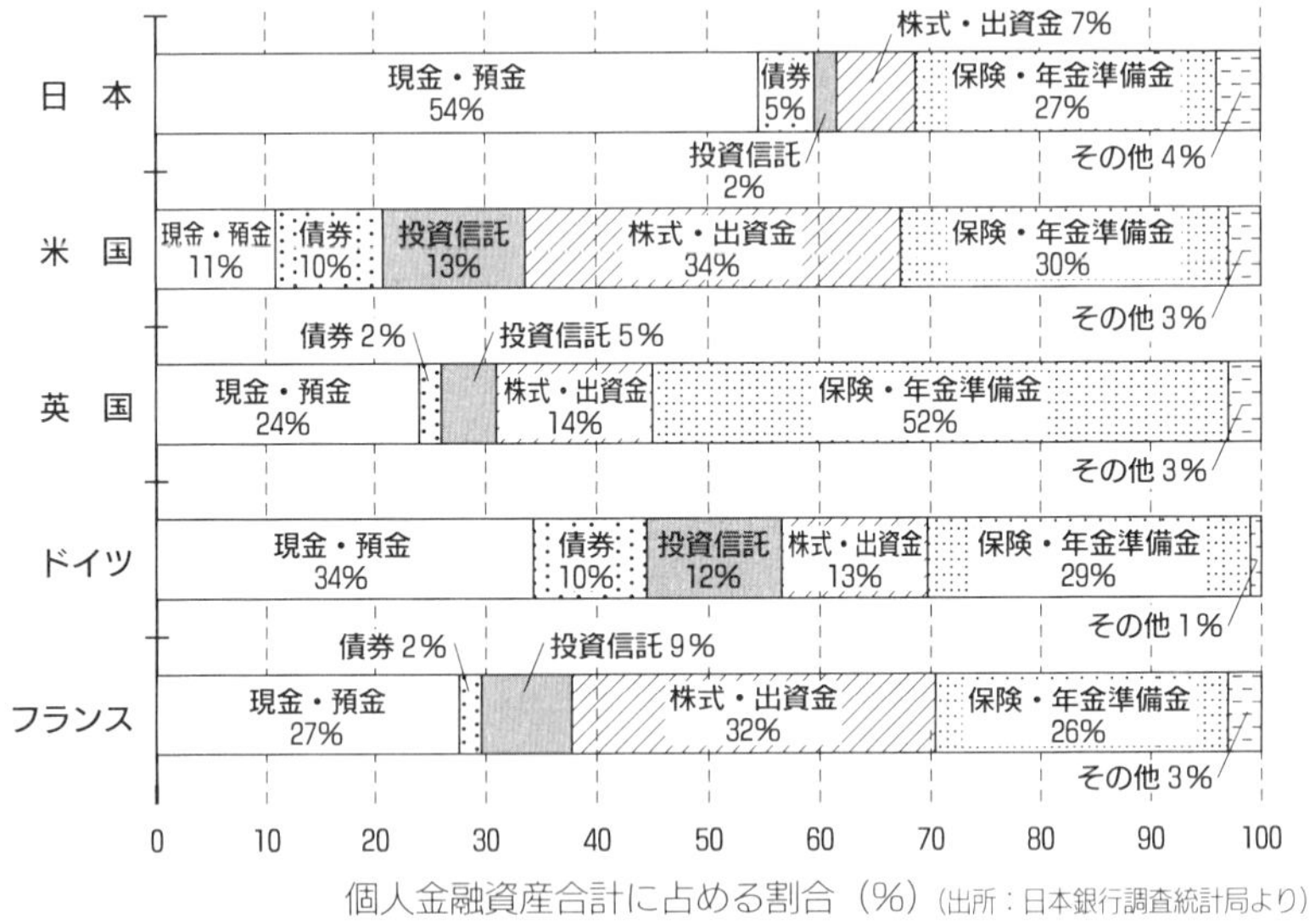

ら、儲かって仕方がないのも当たり前です。

その上、貸し付けるときにはそれ相応の担保を取っていくので、たとえ貸し倒れになって資金を回収することができなくなっても、その担保をもってお金は回収できるのですから、銀行にリスクはないのです。

しかも、最近の銀行は、消費者金融とも手を組んで、消費者金融顔負けのビジネスローンなんて商品も販売しています。銀行は、もはや消費者金融と何ら変わりがない商売をしているのです。

私たちは、このような銀行にだまされてはいけません。虫かごから飛び立つのに必要なのは、正しい投資の知識とほんの少しの勇気だけです。

3 海外の商品に分散するだけで高利回りは実現できる

それでは、私たちは、どのようにして自分の資産を増やしていけばよいのでしょうか。

私は、基本的には資産を日本以外の国に分散して高いリターンを得ています。

〔図表34〕は、私の資産構成のグラフです。海外に分散しているといっても、まだ普通預金の割合が多い状態です。ところが、このように海外の資産に分散することで、私の年間の平均利回りは約14・5％となっています。

〔図表34〕　私のアセット・アロケーション

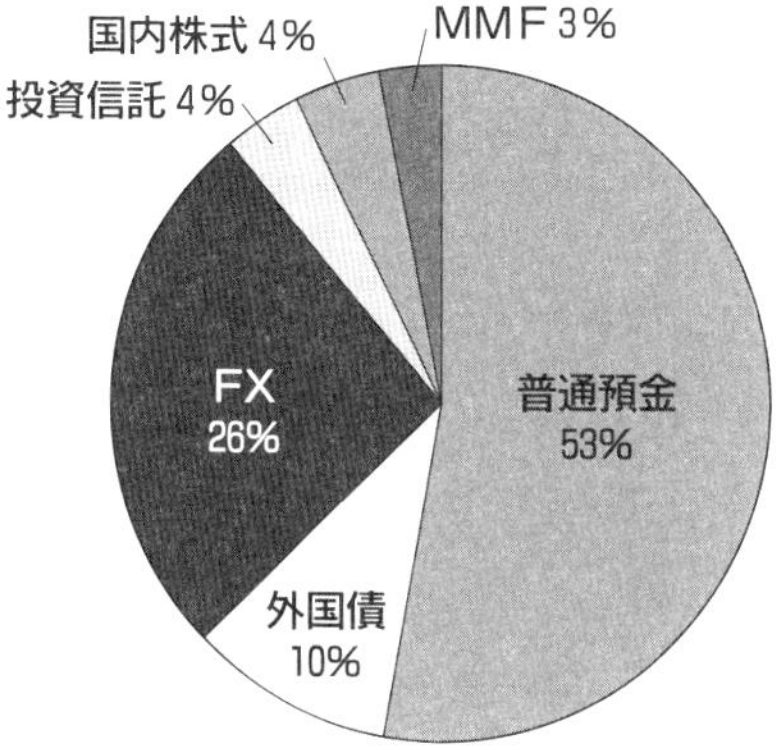

日本は家計に例えると、４００万円の収入で支出が８５０万円、借金が７千５００万円という、いつ自己破産してもおかしくない状況なのです。そのような日本に、すべての資産を預けておくというのは、どう考えてもおかしいと私は思っています。

基本的に、私は成長する国の資産を保有する投資手法をとっています。日本の場合、今後少子高齢化による労働力の低下、年金積立の不足などによる「大増税時代」がやってきます。人件費も、中国やベトナムなどの賃金の安い国にアウトソーシングされます。

こうした傾向が強くなってくれば、日本の経済成長はどう考えても、今よりも鈍化していくことが予想されます。だからこそ、私たちは**世界標準の資産運用**を目指さなければならないのです。

それでは、世界標準の資産運用とはどのようなものをいうのでしょうか。

それは**平均利回りが10％以上の運用**です。

日本の銀行に預けておくだけでは、間違いなく達成することはできません。実は、私は億万長者実践会で最近始めた投資方法があります。それは、海外に口座を開設して、そこから世界中のあらゆる商品に投資する方法です。

あまり知られていませんが、海外には魅力的な金融商品がたくさんあります。しかし、それらは日本の銀行や証券会社から購入することはできません。そのため、私は海外に口座をつくり、そこから投資を行っています。これによって、よりパフォーマンスの高い投資を行うことができ、世界標準の資産運用を行うことができるのです。

しかし、日本の証券会社でも、海外のファンドなどを購入することはできるのに、なぜわざわざ海外に口座をつくって、そこから投資を行う必要があるのでしょうか。

その理由は主に2点です。ひとつは**商品が豊富**であること。そして、もうひとつは、日本の証券会社で購入できるものに比べて**パフォーマンスがダンゼンよい**ことです。

まず、海外に口座を開いて、そこをハブ（中継地点）として投資を行う場合、基本的には世界中のありとあらゆる商品に投資ができます。

海外には、メジャーリーグ級の優秀なファンドマネージャーが運用している商品がゴロゴロしていますし、もちろん、ヘッジファンドだって購入することができます。しかし、日本の証券会社ではこれらは扱っていません。そのため、世界標準の運用がしたいのであれば、海外に口座を開いて投資を行う必要があるのです。

また、パフォーマンスも海外口座からの投資のほうが優れています。たとえば、日本の証券会社で海外の投資会社の名前がついた商品が販売されていても、多くの場合、パフォーマンスは海外で直接購入するほうが優れています。なぜかといえば、日本の証券会社で販売されている海外のファンドには、日本の証券会社の取り分が入っているからです。

日本の証券会社が取り扱う商品には、日本の証券会社の儲けが必ず発生します。そのため、直接海外に投資したほうがパフォーマンスがよいわけです。

日本の証券会社で海外のファンドを購入するか、それとも海外に直接口座を開設してそこから投資をするか、これは**「パックツアー」**と**「オプショナルツアー」**の違いのようなものといえばわかりやすいでしょうか。

パックツアーで旅行に行く場合、飛行機から現地のホテルの手配、さらには食事の手配まですべて旅行会社がやってくれます。有名な観光地だって、添乗員さんが付いて連れて行ってくれます。

一方、パックツアーの場合、行く場所が限られているし、行きたくもない「みやげもの屋」にも連れて行かれます。また、旅行会社の取り分が入っているため、自分で計画するオプショナルツアーよりも代金は割高になってしまいます。

これに対して、オプショナルツアーでは、飛行機のチケットから現地のホテル・食事など、すべて自分で手配しなければなりません。

その時には、もちろん英語などの語学力も必要になってきます。しかし、行きたいところに自由に行けるし、やりたいことは何だってやれます。美味しいレストランだって、自分で探して行くことができます。また、旅行会社を通さない分、代金はパックツアーに比べると安くなります。

これと同じように、日本の証券会社で海外のファンドを購入すれば、面倒くさい手続きはすべて証券会社がしてくれます。もちろん、英語なんて必要ありません。ところが、購入できる商品の数は非常に少なくなり、パフォーマンスも証券会社の儲けの分、悪くなってしまうのです。

ところが、海外に直接口座を開いてそこから投資を行えば、ありとあらゆる商品に投資

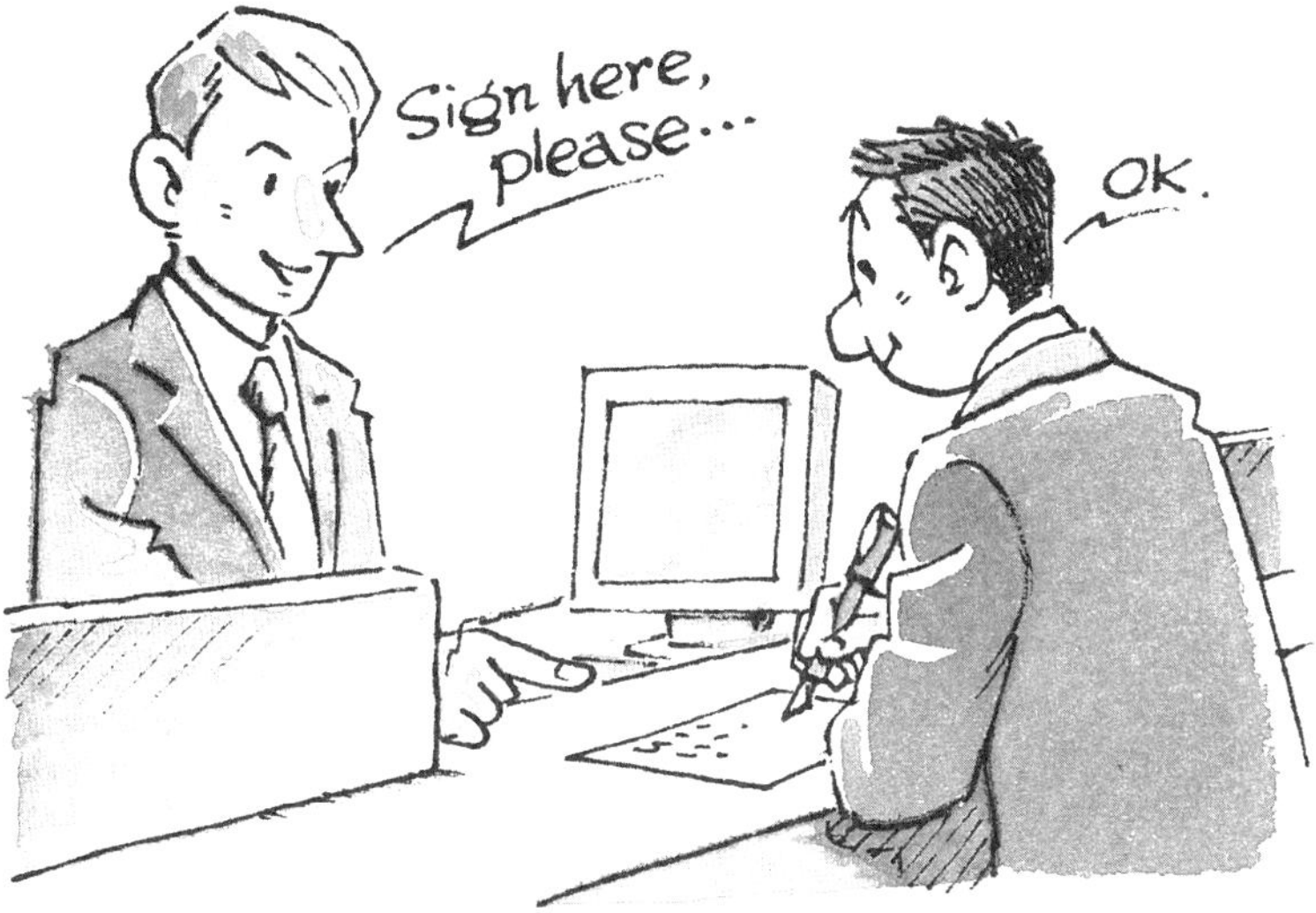

をすることができます。パフォーマンスも、日本の証券会社を通さないのでよいものになります。ただ、海外に口座を開こうと思えば、現地まで行かなければならないこと、とくに大変なのが英語でコミュニケーションが取れなければならないことです。

このように、どちらの投資スタイルがよいのかは、先生次第です。

「英語でコミュニケーションを取るのは苦手だからな」「手続などややこしいのはイヤだ！」という先生は、日本の証券会社から海外のファンドに投資するという選択肢もありでしょう。しかし、私はダンゼン海外に口座を開き、そこから直接投資をすることをおすすめします。

その理由を次項でご説明していきましょう。

4 海外ファンドの魅力的なパフォーマンスとは？

〔図表35〕は、日本のモーニングスターのファンドランキングの抜粋です。モーニングスターとは、ファンドのパフォーマンスなどを検索できるサイトで、このサイトを見れば、日本で販売されているファンドのパフォーマンスを調べることができます。

丸で囲んでいる部分は、日本で販売されているファンドの3年間のリターンの上位ランキングです。これを見ると、日本で販売されているファンドは、一番パフォーマンスのよいもので、年間56・35％のリターンであることがわかります。

これに対して、〔図表36〕は、香港のモーニングスターからの抜粋です。これを見ると、一番よいパフォーマンスは71・26％となっており、日本のファンドよりもはるかに高いパフォーマンスを上げていることがわかります。

さらに、驚愕の事実がここには隠されています。3年間平均の一番上の部分の数字を見てください。17・64％とあります。これは、全ファンドのアベレージ、平均のパフォーマンスです。ということは、目をつぶって適当にファンドを購入しても、17・64％で回るということになります。これが、私のいう世界標準の資産運用です。

〔図表35〕　モーニングスターのファンドランキング例

リターンランキング
- 月間リターン
- 1年トータルリターン
- 3年トータルリターン
- 5年トータルリターン

レーティング
- レーティング初登場
- レーティングUPファンド
- レーティングDOWNファンド

純資産ランキング
- 残高ランキング
- 増加額ランキング（週間）
- 増加額ランキング（月間）

国内型ファンド　国際型ファンド　全ファンドなど　2007年7月末付

全ファンドTOP20　※純資産10億円以上を対象

順位	ファンド名	投信会社	3年リターン	モーニングスターカテゴリー	基準価額（円）	純資産（百万円）
1	JF チャイナ・アクティブ・オープン	JPモルガン	56.35%	国際株式・アジア・オセアニア(F)	35,655	12,748
2	SG 中国株ファンド『愛称：悟空』	ソシエテ	52.49%	国際株式・アジア・オセアニア(F)	27,978	11,783
3	チャイナ・フロンティアオープン	三井住友	48.98%	国際株式・アジア・オセアニア(F)	33,113	4,513
4	三井住友・メインランド・チャイナ・オープン	三井住友	48.67%	国際ハイブリッド・積極(F)	20,911	3,669
5	JF チャイナ・ファンド『愛称：昇龍』	JPモルガン	48.32%	国際株式・アジア・オセアニア(F)	45,462	39,532
6	(オーロラII)トルコ投資F	野村	47.68%	国際株式・エマージング	20,832	8,231
7	JF アジア.comオープン『愛称：アジア.com』	JPモルガン	47.59%	国際株式・アジア・オセアニア(F)	23,943	1,088
8	DIAM 中国関連株オープン『愛称：チャイニーズ・エンジェル』	興銀第一ライフ	47.52%	国際株式・アジア・オセアニア(F)	25,637	37,137

〔図表36〕　香港モーニングスターのファンドランキング例

View Performance　Results: 1-25 of 2618　Next 25　Click column heading

Fund Name	3-mth Return (%)	YTD Return (%)	1-yr Return (%)	▼3-yr annualized Return (%)	5-yr annualized Return (%)
Selection Average	**-0.36**	**6.61**	**18.64**	**17.64**	**16.08**
Hang Seng CHN H-Sh Idx L150-A	47.17	51.66	176.48	71.26	---
Hang Seng CHN H-Sh Idx L150-B	47.53	51.55	177.71	70.82	---
HSBC China Momentum-Class A	18.42	47.09	117.58	64.00	---
Baring EMF Latin America-EUR	3.36	23.40	53.41	60.34	46.97
Baring EMF Latin America-USD	3.73	23.67	53.38	60.27	46.91
MLIIF Latin American-A2-EUR	-1.72	17.21	48.17	59.62	49.57
MLIIF Latin American-A2-USD	-1.53	17.29	47.95	59.60	49.40
MLIIF Latin American-A2-GBP	-1.51	17.70	47.87	59.53	---
JPM Latin America -A-USD	-0.88	20.14	52.00	59.25	42.93
MLIIF Latin American-Q2-USD	-1.60	17.11	47.57	59.04	48.79
MLIIF Latin American-Q2-EUR	-1.80	16.99	47.76	59.04	48.79
Schroder ISF Latin American-A-ACC	---	20.76	53.92	58.89	48.33
Schroder ISF Latin American-A-DIST	-0.68	20.75	53.96	58.66	48.21
MS Latin America Equity-I	-2.31	13.70	44.21	58.59	47.26
Baring IUF Hong Kong China-USD	32.07	57.70	127.64	58.56	43.64

5 複利の威力を知るとますますナットク！

では、実際に海外に投資するのと、日本の低金利の銀行に預けておくのとではどれくらいの差が出るのでしょうか。

たとえば、今、先生が手元に1千万円の現金を持っているとします。これを0・3％の銀行の普通預金に預けておけば、このお金は20年後にはどうなるのでしょうか。

答えは約1060万円。20年間で増えたお金は60万円です。

それでは、この1千万円を17・64％で複利運用すればどうなるでしょうか？

1千万円を17・64％で複利運用できれば、20年後には1千万円がなんと、約**2億5760万円**にもなるのです！

さらに、うまく運用できて毎年20％で運用できたとすれば、1千万円は20年後には約**3億8330万円**になります。年17・64％で運用なんて無理？　そんなことはありません。現に、モーニングスターの数字を見れば、海外で運用した場合には、17・64％のパフォーマンスが平均になっています。グラフで表すと〔図表37〕のようになります。

これを見ても、まだ日本の普通預金にお金を預けておきたいと思う先生はいないでしょ

〔図表37〕　**複利の驚異**

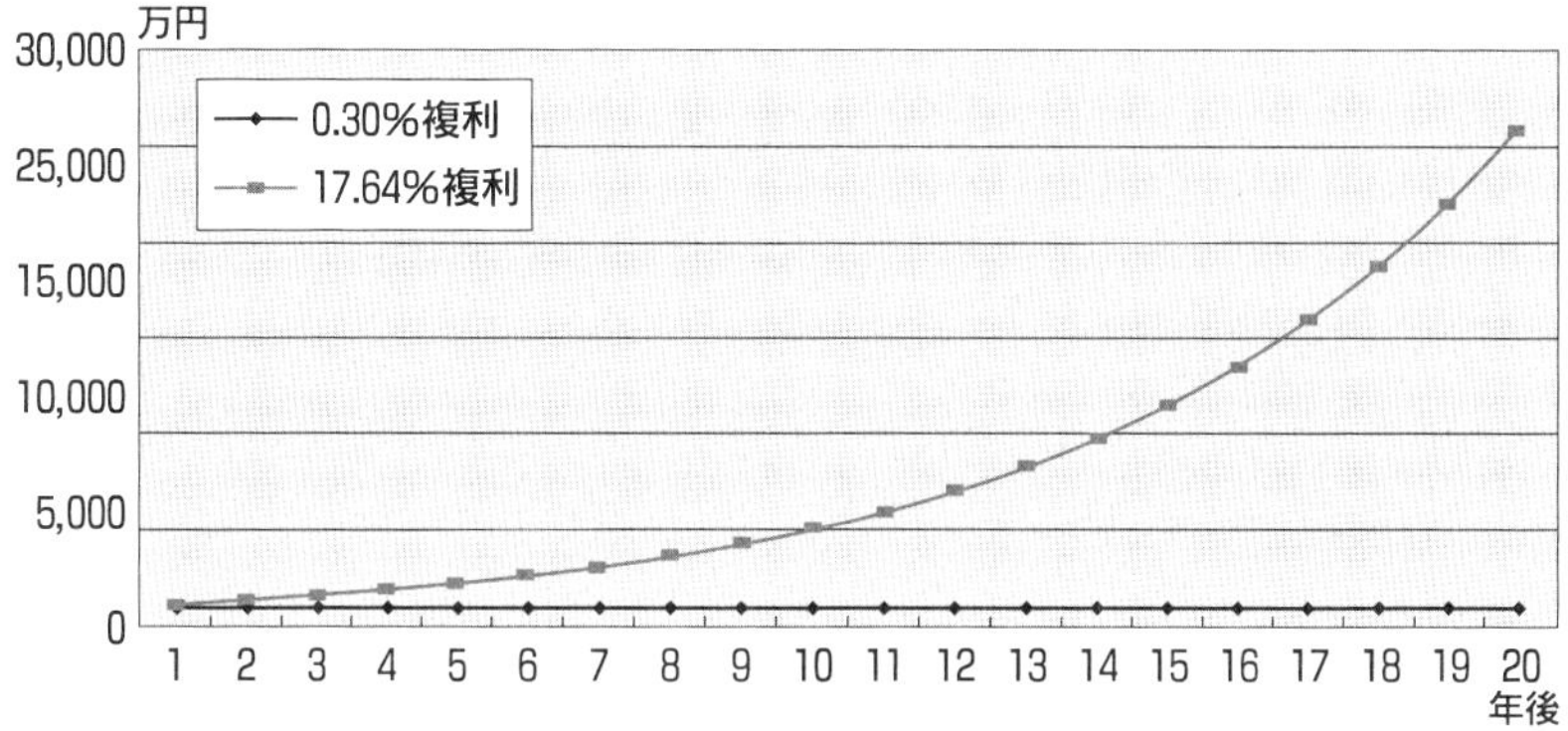

う。このように説明すると、次のように思う先生がいるかもしれません。

「今、１千万円を用意するなんて無理だよ！」

では、たとえば、毎年50万円を積立てすることはできないでしょうか？　これぐらいの金額であれば、積立てが可能ではないでしょうか？

それでは、毎年50万円を０・３％複利で積立運用するとどうでしょうか？　20年後には約１０３０万円になります。

では、この50万円を17・64％で運用していけば、20年後にはいくらになるでしょうか？　実は、20年後には約**７０２０万円**にもなります。仮に運用がうまくいって、20％で複利運用をすることができれば、約**９３３０万円**のお金が貯まることになります。

これが複利の威力であり、時間のレバレッジの威力です。それでは、私が実際に行っている海外口座の活用方法を、先生にもお教えしていきましょう。

6 山下流：海外口座を活用した世界標準の資産運用術

結論から述べますと、私は香港のＨＳＢＣ香港という銀行に口座を持っています。私は、ずっとどの銀行に口座を開設すればよいのかを研究してきました。そして、出した結論が、このＨＳＢＣ香港に口座を開き、そしてさらに海外の証券会社にも口座を開いて、ＨＳＢＣ香港を投資のためのハブ銀行として活用するという方法です。

ハブ銀行とは中継するための銀行ということ。つまり、海外の証券会社に口座を開いて、ＨＳＢＣ香港からお金を送金し、そこから外国株式やファンドに投資する手法です。

では、なぜ私がＨＳＢＣ香港を選んだのでしょうか。

★その１：日本から３・５時間と非常に簡単に行ける

香港は関空から約３・５時間で行くことができます。これは、大阪から新幹線で東京に行くのとそれほど変わりない時間です。口座開設は郵送でも可能なのですが、私は郵送での口座開設はあまりすすめていません。やはり直接現地に行って英語を使い、担当者と話しながら口座を開設するレベルに達しなければ、せっかく口座を開設しても、結局開設しただけで終わってしまう可能性が高いからです。

なお、2007年8月より、銀行の担当者と英語でコミュニケーションがとれないような場合には、口座開設が難しくなりました。私は、2007年の9月に開設をしたのですが、ある程度のコミュニケーションができれば問題なく開設することができます。ハードルはそれほど高くありませんが、ある程度の英語力はつけておくべきでしょう。

★その2：利子に対して税金が課税されない

海外には、資金を呼び寄せるために税金が課税されなかったり、とても税金が安かったりする地域があります。そのような地域をオフショアと呼びます。オフショアは別名タックスヘイブン（租税回避地）とも呼ばれ、代表的な国にモナコ公国・英国領マン島などがあります。

香港・シンガポールなども税率が低くて有名な国であり、OECDという世界的な組織の定めているオフショアリストには載ってきませんが、事実上はオフショアです。

香港の銀行の場合、利子や配当に対して税金は一切課税されません。また、香港には消費税や相続税もありません。所得税や法人税は**「フラットタックス」**といっていくらの稼ぎがあろうと一律です。しかも法人税は17・5%、所得税は16・5%（2008年度より法人税は16・5%、所得税は15%になる予定）となんとも非常にうらやましい地域なのです。この事実を知ると、日本の税金がいかにバカげているかと思ってしまいます。

日本の銀行の利子は、利子の20％が源泉徴収されて通帳に入金されます。しかし、香港の銀行の利子は源泉徴収がされないので、受け取った配当や利子は、そのまま元本に組み入れられ、複利で運用されていきます。

ただし、注意が必要なのは、香港では課税されませんが、日本ではその利子や配当を確定申告にて申告し、税金を納める必要があります。日本にいる以上、海外で儲けた利子も日本で税金の申告をしなさいというのが、日本国の言い分です。

つまり、香港では利子や配当、値上がり益などについては課税されないのですが、日本にいる以上、それらは日本で「儲け」として申告しなければなりません。このようにして、日本は海外で儲けたものについても税金を課していくのです。

★その3：世界的に見ても高い信用力がある

ＨＳＢＣは、世界第3位の銀行グループHSBC HOLDINGSの銀行であり、非常に高い信用力を持っていて、世界的に見ても、格付けも非常に高く、日本の銀行など比べものになりません。

また、ＨＳＢＣ香港は、香港の発券銀行の一つであり、世界で第2位の時価総額になっています。フォーブス誌の優良企業ランキングにも堂々の第3位に入り、その信用力は世界的に見ても非常に高いことが明らかになっています（2007年現在）。

★その4：金利が魅力的なHSBC香港

HSBC香港は、そこをハブとして、あらゆる商品に投資することを目的としていますが、いったいどのような商品に投資すればよいのかわからないという先生は、単にお金を預けておくだけの銀行として活用しても十分に魅力的です。その理由は、高い普通預金の金利にあります。

日本の場合、現在、普通預金の金利は0・3％程度です。しかし、HSBC香港の香港ドル普通預金の金利は約2・25％。100万円預けておいても、2％の金利差があれば、10年で20万円以上も金利が変わってきます。

しかも、驚くべきことに、**HSBC香港の普通預金の利子は毎月複利**になっています。日本の場合、半年複利がほとんどであるため、複利の効果は日本と比べると大きく異なってくるのです。

〔図表38〕　2007年のTOP10優良企業

1位	シティグループ(米)
2位	バンク・オブ・アメリカ(米)
3位	HSBCホールディングス(英)
4位	ゼネラル・エレクトリック(米)
5位	JPモルガン・チェース(米)
6位	AIG(米)
7位	エクソン・モービル(米)
8位	ロイヤル・ダッチ・シェル(オランダ)
9位	UBS(スイス)
10位	INGグループ(オランダ)

（フォーブス誌　優良企業ランキング）

7 世界標準の資産運用への道

しかし、このような話をしても、「いきなり海外に口座開設なんて無理だ！」と思う先生も多いでしょう。

そのとおりです。

このような海外の口座を活用した資産運用の方法は、おそらくすべての投資の中でももっともレベルが高いものとなります。私もいろいろな投資を行い、試行錯誤しながらこの方法に行き着いたのです。最初は、外貨預金や日本の投資信託から始め、日本株式・FXなどの投資方法を研究してきました。どのような投資を行えば、一番効率よくお金を増やすことができるのかを、自分で実践しながら勉強してきたのです。

そして、最後に行き着いたのが、この海外口座を活用した資産運用です。

資産運用とはクルマの運転と同じです。最初は、何度もバンパーを擦りながら、それでも必死に練習して乗れるようになります。一度乗れるようになってしまえば、非常に便利なツールです。「事故で怪我をするのがイヤだから」といっていたら、いつまで経ってもクルマに乗ることはできません。

まずは、早いうちに資産運用の勉強をすること、そして自分で実践してみることです。自分のお金を使わなければ絶対に上達することはありません。そして、何度も小さい事故を繰り返しながらうまくなっていくのです。そうすれば、夢のプールに貯まっているお金は、どんどんと大きくなっていき、先生の夢の達成に必要なお金を簡単に確保することができるようになります。

何度もいうようですが、たくさんのお金を得ることは「目的」ではありません。**お金は、私たちの人生を豊かにするためのツールなのです**。自分にはどのような夢があり、どのような人生を送りたいのか、これをまず設定することがスタートです。

そして、それを達成するために、毎日患者さんに喜ばれる仕事をし、医院のキャッシュを増やし、医院のバケツから個人のバケツに流すお金を最大化し、そこから夢のプールへ流れ出るお金を最大化するのです。夢のプールに貯められたお金は、資産運用によって増えていき、それらは先生の人生を豊かにするために使われます。

「私は凡人だから、どうせかなえられっこない」なんてあきらめてはいけません。「夢」は強く想い、計画をすることで必ずかなえられます。あとは、実践するだけ！

先生の成功を心からお祈りします。

Just Do IT!

おわりに／お金よりも大切なもの

「デイトレード」「アフィリエイト」「不動産投資」……。

最近、書店に行くと、ラクして金持ちになった人の本がたくさん出回っています。あたかも、お金をたくさん得ることが成功の証であるかのように。

もちろん、ラクしてお金を儲けることが悪いことだというつもりはこれっぽっちもありません。しかし私は、お金をたくさん得ることが成功だとは思いません。**成功とは、自分の思い描いたとおりの人生を生きることだ、と私は思っています。**

先生にとって、自分の思い描いたとおりの人生とはいったいどのようなものなのでしょうか。そっと自分の胸に手を当てて聞いてみてください。もし、それが出てこないのであれば、今すぐ紙とペンを持って、この本に書いてあることを今すぐ実践しましょう。

自分の夢の棚卸を行い、ライフプランを設計し、そして夢を達成するために何をしなければならないのかを考えてください。死ぬ間際に「オレの人生って本当によかったな」といえるかどうかは、先生次第です。

そう、先生の人生という舞台のスターは、他の誰でもない「先生」なのです。

世の中には、誰にも変えることができない偉大な力が働いています。人はこれを「運命」と呼びます。私が税理士になったのも、先生が歯科医師になったのも、これは運命であると私は信じています。そして、私たちはその仕事を通じて、たくさんの人を幸せにすることができます。

私にとってそれは、クライアントであり、スタッフであり、そして大切な家族です。先生にとってそれは、患者さんであり、スタッフであり、そして大切な家族です。そしてたくさんの人を幸せにすることで、自分も幸せになることができるのです。

お金だけを求める人生なんて本当につまらない。しかし、豊かな人生を送るためにお金が必要なのも事実です。だからこそ、私はこれからも「お金で悩む生活から解放してあげたい」というミッションのもと、クライアントに豊かな人生を送るための知恵を与え続けたいと思っています。クライアントをお金の悩みから解放し、そしてスタッフ・家族を幸せにすることが、私の天命なのだと信じてやまないのです。

私は現在、「億万長者実践会」という投資や資産運用、ライフプランといった資産形成に関する基本を教える勉強会を行っています（http://www.dentalkaikei.com）。一昔前は、歯医者といえば、金持ちの代名詞。診療報酬も高く、多くの先生はお金に困らない人生を送ることができました。しかし、そんなバラ色の時代はいくら叫んでももう戻ってこないのです。これからの歯科医は、どのようにすればお金が残り、そして豊かな生活を送ることができるのかを、必死で勉強していかなければなりません。

最初は私のマネをして勉強をしてもらってもかまいません（もちろん、投資については自己責任ですよ）。マスターしていくうちに、自分でお金を増やす方法を身につけることができるようになると私は信じています。

最後に、私の人生の夢を二つばかり。私の夢は「一人でも多くのクライアントを幸せに導くこと」、そして「妻の美里と一緒に、いつまでも笑顔の絶えない家庭を築いていくこと」です。目標としては、数字も入っていないし、期限もない、そのためライフプラン表にも書くことすらできない夢です。しかし、私は死ぬまで続くこのゴールをめがけて、一日一日を、ど真剣に生きていきたいと強く思うのです。

山下　剛史

(注)　本誌で記載された意見およびデータによって、読者に生じた損失および逸失利益その他一切の損益について、著者はいかなる責任も負いません。
投資に対する最終判断は、ご自身で行われますようよろしくお願いいたします。

【引用・参考文献一覧】

『金持ち歯科医になる！　利益を出す経営の極意』山下剛史著／クインテッセンス出版
『15万円からはじめる本気の海外投資完全マニュアル』石田和靖著／パンローリング
『内藤忍の資産設計塾―あなたの人生目標をかなえる新・資産三分法』内藤忍著／自由國民社
『戦略会計ＳＴＲＡＣⅡ』西順一郎編著／ソーテック社
『金持ち父さん貧乏父さん』ロバート・キヨサキ著／筑摩書房
『ロウアーミドルの衝撃』大前研一著／講談社
『1億稼ぐ「検索キーワード」の見つけ方』滝井秀典著／ＰＨＰ研究所
『レバレッジ・リーディング』本田直之著／東洋経済新報社

【著者のプロフィール】

山下　剛史（やました　たけし）／1976年8月3日生まれ。大手税理士法人・医療系コンサルティング会社を経て現在に至る。税理士、ファイナンシャルプランナー（CFP®）。とくに節税・キャッシュフロー改善コンサルティング、院長個人の資産運用コンサルティング（平均利回り7％以上の実績）を得意とし、財務コンサルタントとして関西を中心に活躍中。クライアントには、開業して間もない30～40代のやる気にあふれた先生、すでに成功しているが、もっと医院の数字を改善していきたいという経営意欲の高い先生が多く、2007年現在90%以上のクライアントが毎年増収を達成している。主な著書は『金持ち歯科医になる！ 利益を出す経営の極意』（クインテッセンス出版刊）。

〔連絡先〕

デンタルクリニック会計事務所

〒530-0041　大阪市北区天神橋4丁目7－13　イトーピア扇町ビル7F

TEL　06－6352－7980

http://www.dentalkaikei.com

E-mail　yamasita@dentalkaikei.com

〔歯科医院経営実践マニュアル〕

キャッシュ最大化計画　これであなたも“金持ち歯科医”になれる

2008年2月10日　第1版第1刷発行

著　　者　山下《やました》　剛史《たけし》

発 行 人　佐々木一高

発 行 所　クインテッセンス出版株式会社

東京都文京区本郷3丁目2番6号　〒113-0033

クイントハウスビル　電話(03)5842-2270(代表)

(03)5842-2272(営業部)

(03)5842-2280(編集部)

web page address　http://www.quint-j.co.jp/

印刷・製本　サン美術印刷株式会社

ISBN978-4-87417-997-0　C3047

定価はカバーに表示してあります